Chia Samen

Wundersamen für mehr Gesundheit

und Lebensenergie

von

Michael Iatroudakis

Bibliografische Informationen der Deutschen Nationalbibliothek: Die Deutsche Nationalbibliothek verzeichnet diese
Publikation in der Deutschen Nationalbibliografie; de-
taillierte bibliografische Daten sind im Internet über
dnb.d-nb.de abrufbar.

ISBN-13: 978-1501037634
ISBN-10: 1501037633

Hinweis:

Diese Publikation wurde nach bestem Wissen recherchiert und erstellt. Verlag und Autor können jedoch keinerlei Haftung für Ideen, Konzepte, Empfehlungen und Sachverhalte übernehmen.

Die publizierten Tipps und Ratschläge sind als Hilfen zu verstehen, um jeweils zu eigenen Lösungen zu kommen. Bei offenen Fragen kontaktieren Sie bitte Ihren Hausarzt.

Das Buch ersetzt nicht eine medizinische Behandlung / Therapie oder eine krankheitsbedingte Ernährungstherapie / Beratung. Der Autor und der Verleger können keine absolute Garantie für Ihr persönliches Ergebnis übernehmen. Sie handeln in allen Fällen eigenverantwortlich.

Als Leserin und Leser dieses Buches möchten wir Sie ausdrücklich darauf hinweisen, dass keine Erfolgsgarantien oder Ähnliches gewährleistet werden können. Auch kann keinerlei Verantwortung für jegliche Art von Folgen, die Ihnen oder anderen Lesern im Zusammenhang mit dem Inhalt dieses Buches entstehen, übernommen werden.

Der Leser ist für die aus diesem Buch resultierenden Ideen und Aktionen selbst verantwortlich.

Reproduktionen, Übersetzungen, Verbreitung, Weiterverarbeitung oder ähnliche Handlungen zu kommerziellen oder nichtkommerziellen Zwecken sowie Wiederverkäufe sind ohne die schriftliche Zustimmung des Autors nicht gestattet.

Inhaltsverzeichnis:

Einleitung – Vorwort

Gerade in letzter Zeit werden Chia Samen wieder besonders intensiv gehandelt. Im Zuge der sogenannten 'Clean-Eating'-Bewegung, bei der es darum geht, vornehmlich natürliche und unverarbeitete Ernährung zu sich zu nehmen, werden Chia Samen wieder vermehrt auch in den regelmäßigen Speiseplan miteinbezogen und durchleben deshalb nahezu ein echtes Revival. Dank der steigenden Anzahl an sogenannten Food-Bloggern, die das „clean & healthy eating" promoten und dazu passende Rezepte zur Verfügung stellen, gewinnen bereits sehr junge Menschen einen Überblick über die Vorteile von Chia Samen für den menschlichen Körper. Auch Hollywood hat die kleinen Wundersamen für sich entdeckt. Angesprochen auf ihre schlanke Figur, erwähnen VIP-Damen wie Gwyneth Paltrow oder Miranda Kerr an dieser Stelle gerne Chia als Bestandteil ihrer Ernährung. So entstand geradezu ein kleiner Hype, wurde der Samen vielen wieder erneut ins Gedächtnis gerufen bzw. wurden diese kennengelernt, denn hierzulande sind Chia Samen durchaus noch immer ein kleiner Geheimtipp.

Zum Einsatz kommen Chia Samen auf ganz unterschiedliche Weise. Zum einen können sie quasi in ihrem Rohzustand als Ganzes gegessen werden. Sie können jedoch auch zu Smoothies, Salaten, Omelette usw. hinzugefügt werden. Für Salate werden die rohen Samen einfach als Topping genutzt. Schneller und unkomplizierter kann man nicht in den Genuss dieses Superfoods kommen. Die Samen lassen sich aber auch zu Mehl weiterverarbeiten, um daraus dann Gebäck, Pizza oder Brot herzustellen.

Der Geschmack ist dabei angenehm und leicht nussig.

Auch Veganer oder Personen, die eine glutenfreie Ernährungsweise vorziehen, werden Chia Samen für die regelmäßige Ernährung zu schätzen wissen. Die Samen können gemahlen werden und gelten somit als wertvolle Backzutat oder gar als Bindemittel.

Chia Samen werden immer wieder gerne mit Leinsamen verglichen. Dabei unterscheiden sich beide Sorten bereits deutlich im Preis. Chia Samen werden vernehmlich teurer angeboten als Leinsamen. Der Preis ist jedoch hinsichtlich der überwiegenden gesundheitlichen Vorteile angemessen.

Zudem müssen Chia Samen, im Gegensatz zu Leinsamen, nicht erst vor der Nahrungsaufnahme gemahlen werden, damit die Nährstoffe wirklich vom Körper aufgenommen werden können. Chia Samen können ungemahlen zu sich genommen werden. Darüber hinaus verfügen sie über einen höheren Anteil an Antioxidantien, der sich aus dem ebenfalls hohen Anteil an mehrfach ungesättigten Ölen ergibt.

Die Antioxidantien schützen vor Fett-Oxidation. Dies macht sie auch länger haltbar als Leinsamen. Chia Samen können gut und gerne bis zu fünf Jahre gelagert werden. Hierbei büßen die Samen weder der Nährstoffgehalt während der Lagerungszeit ein, noch verlieren sie an Geschmack. Durch die verhinderte Fett-Oxidation werden die Samen nicht ranzig, noch leidet der Geschmack. Es ist also problemlos möglich, sich einen Vorrat an Chia Samen anzulegen.

Nicht zuletzt überwiegt bei Chia Samen auch der Anteil an Omega-3-Fettsäuren, sodass die Chia Samen gegenüber den Leinsamen einen klaren, gesundheitlichen Vorteil darbieten.

Die kleinen grau-bräunlich-beigen Samen gelten als Superfood. Dabei sind sie jedoch weit mehr als nur ein Teil eines momentanen Ernährungstrends. Aufgrund ihres hohen Nährstoffgehalts wurden sie bereits von den Mayas und Azteken als ein wichtiges Grundnahrungsmittel geschätzt.

Der Name „Chia" bedeutet übersetzt „Stärke". Dies beschreibt sehr gut die Wirkung, die Chia Samen auf den menschlichen Körper haben. In keiner anderen Pflanze sind mehr Omega-3-Fettsäuren enthalten wie in den Chia Samen.

Der Nährstoffvielfalt der Wunder-Samen ist derart groß, dass sie den menschlichen Organismus bestmöglich versorgen, ihm notwendige Vitamine und Fettsäuren liefern und den Körper infolgedessen optimal stärken.

Die Fakten über Chia Samen sprechen für sich: Enthalten sind u.a. doppelt so viel Kalium wie es in Bananen vorzufinden ist und der Kalziumgehalt ist sogar fünfmal höher als in Spinat.

Wünsche Ihnen viel Freude beim lesen...

Ihr
Michael Iatroudakis

Teil 1

Chia – Wundersamen der Azteken

Als Heimatland der Chia Samen gelten ursprünglich Mexiko und Guatemala. Bekannt und geschätzt wurden die gesunden Samen schon vor 5500 Jahren. Sowohl die Azteken als auch die Mayas und Inkas wussten um die Wirkung der Pflanze und nahmen diese regelmäßig zu sich; allein Mais und Bohnen wurden noch häufiger zubereitet.

Für sie gehörte Chia daher zu den Grundnahrungsmitteln, welches auch ganz gezielt für bestimmte Zwecke genutzt wurde. Um die aztekischen Krieger zu stärken und ihnen mit möglichst wenig Nahrung größtmögliche Kraft zu verleihen, ernährten diese sich vornehmlich von Chia Samen. Die Samen waren das, was man als Überlebensration bezeichnen kann und was sich als Tagesration auf langen Märschen sehr gut mit sich führen ließ. Diese wurden in Wasser eingeweicht und dienten den Kriegern so als wichtigste Nahrungsquelle. Schon zwei Esslöffel der Samen stärkten sie für einen ganzen Tag. Hier hat sich auch der Name der Pflanze, der in der Sprache der Mayas 'Kraft' oder 'Stärke' bedeutet, einmal mehr bewahrheitet.

Weiterhin kamen nicht nur die aztekischen Krieger,

sondern auch die Nachrichtenläufer in den Genuss dieser Wundersamen. Auch hier war es eine simple Kosten-Nutzen-Rechnung, welche die Samen für die Völker so attraktiv machte. Bereits eine kleine Portion Samen stärkte die Boten ausreichend, um den ganzen Tag weite Strecken zurücklegen zu können. Eine kleine Portion Chia Samen bietet alle wichtigen Nährstoffe, die sonst nur von einer wesentlich größeren Menge an Nahrungsmitteln geliefert werden kann.

Auch heute noch stehen Chia Samen bei Athleten auf dem Speiseplan, um ihnen die notwendige Energie und Ausdauer zu liefern. Zur Steigerung von sportlichen Leistungen sind Chia Samen daher ideal.

All dies sorgte schon damals dafür, dass Chia Samen als etwas überaus Wertvolles und Begehrenswertes angesehen wurde, das für die Menschen und die Aufrechterhaltung der Kultur sehr wichtig war. Überlieferungen besagen, dass den Samen daher sogar ein höherer Wert als Gold zugesprochen wurde.

Die Wirkungsweise von Chia ließ die Azteken glauben, dass die ihnen gelieferte Energie und Kraft geradezu übernatürlich sei.

Bis heute interessiert es ebenso die moderne Wissenschaft, weshalb sich alte, mittelamerikanische Völker dem Chia-Korn so sehr zugewandt haben und welche

Faszination für sie davon ausging. Auch heute entscheiden sich bereits viele Menschen wieder dazu, Chia als Teil der Basisernährung einzuführen und so eine körperbewusste und gesunde Lebensweise zu fördern. Dennoch kommt dem Getreide bedauerlicherweise noch lange nicht die gleiche Bedeutung wie damals zu.

Die Azteken rösteten den Samen gerne, anschließend wurde er gemahlen, um 'Pinole' herzustellen. Das so erzeugte Mehl wurde von ihnen dann mit Wasser gemischt. Aus diesem Teig ließen sich beispielsweise Kuchen verarbeiten. Gleichwohl ließ sich das Wasser-Mehl-Gemisch in der Konsistenz derart verändern, sodass Brei hergestellt werden konnte. Für die Azteken war Chia einfach unverzichtbar; ein wichtiges Korn, das sie sogar ihrer Götter als würdig genug empfanden. Sie reichten sie es ebenfalls während religiöser Zeremonien dar. Chia wurde also als Nahrung und edles Gut der Götter verehrt.

Als das aztekische Reich jedoch unter den spanischen Konquistadoren fiel und es geplündert und zerstört wurde, verschwanden mit der uralten Kultur auch die Chia Samen. Sie gerieten weitestgehend in Vergessenheit und mit ihnen auch ihre enormen gesundheitlichen Vorzüge. Nur einige wenige Kenner des Samens sorgten in Europa dafür, dass er weiterhin in Ehren gehalten wurde.

Die Wirkungsweise wurde jedoch mehr oder weniger allein durch Mundpropaganda weitergetragen. Es lagen persönliche Erfahrungswerte vor, jedoch noch keinerlei wissenschaftliche Belege, die die Steigerung des körperlichen Wohlbefindens durch Chia Samen nachwiesen. Es sollte 500 weitere Jahre dauern, bis auch die Forscher auf diesen Super-Samen aufmerksam wurden und sich diesem annahmen, um ihn genauer zu untersuchen. Was sie alsdann bei all ihren Tests, Messungen und Untersuchungen darlegten, löste in wissenschaftlichen Kreisen schiere Begeisterung aus.

Ein kleiner Samen, prall gefüllt mit allerlei wichtigen Nährstoffen, sodass sich der Mensch praktisch allein von Chia ernähren könnte und trotzdem ausreichend versorgt wäre; die Zahlen und Werte der Untersuchungen sprachen für sich und sorgten dafür, dass auch von wissenschaftlicher Seite der Chia Samen zu einer wahren Supernahrung erklärt werden konnte.

Zur Botanik von Chia

Mexikanisches Chia trägt den lateinischen Namen Salva hispanica. Es handelt sich hierbei um eine Pflanzenart aus der Gattung der Salbei, welche zu der Familie der Lippenblütler „Lamiaceae" gehört.

Mittlerweile ist Chia nicht mehr nur in Mexiko beheimatet, sondern wird auch in vielen anderen Ländern. So wird das Getreide heutzutage ferner u.a. in Australien und Südamerika angebaut. Die neugewonnenen Anbaugebiete sind vor allem der gestiegenen Nachfrage nach dem Superfood zu verdanken. Eine wichtige Voraussetzung für eine erfolgreiche Kultivierung ist dabei vor allem, dass es im Anbaugebiet selten regnet, da die Pflanze ansonsten schnell zu Fäulnis neigt.

Im Gegensatz zu unseren einheimischen Salbei-Arten ist Chia keine frostharte Pflanze. Im Frühjahr oder Sommer trägt der Lippenblütler weiße oder lilafarbene Blüten. Später sind dann die kleinen Samenkörper sichtbar, welche im Spätherbst gedroschen werden können.

Chia Samen werden hauptsächlich kommerziell angebaut. Dafür werden große Aussaatmaschinen genutzt, welche die Samen in die dafür vorgesehenen Rillen befördern. Bis zum November wird nunmehr der Dinge geharrt, ehe die Samenkapseln geerntet werden können. Für diese Arbeit wird ein Mähdrescher genutzt. Nun muss der Samen nur noch gereinigt werden und ist dann bereit, um im Handel angeboten zu werden. Mehr als eine Reinigung ist nicht möglich, da das Korn darüber hinaus nicht bearbeitet wird.

Wenn die Bedingungen stimmen, lassen sich Chia Samen sogar in Europa anbauen. Selbst eine Aufzucht im eigenen Garten ist durchaus möglich. Dazu lassen sich im Netz für Interessierte verschiedene Erfahrungsberichte und Tipps anfinden, die dies gerne einmal selbst ausprobieren möchten. Wichtig ist hierbei vor allem, dass der Pflanze ein sonniger Platz zugewiesen wird und dass für längere Zeit kein Frost vorherrscht.

Es gibt sowohl weiße als auch schwarze Samen des einjährigen Krauts – einige weitere Farbabstufungen sind ebenso gewöhnlich. Schwarz ist dabei ursprünglich die natürliche Farbe der Samen. Ihre Zusammensetzung besteht zu 85% aus schwarzen Samen, während sich der Rest aus 15% grauen, weißen oder braunen Samen darstellt. Die Prozentzahlen verteilen sich bei den weißen Chia Samen genau gegenteilig. Diese setzen sich zu 85% aus weißen und 15% aus andersfarbigen Körnern zusammen. Die unterschiedlichen Farben ergeben sich schlicht und einfach aus einer gezielten Kultivierung. Die weißen Samen wurden von den dunklen getrennt und dementsprechend angebaut. Dies geschah so lange, bis das gewünschte Farbergebnis schlussendlich erzielt werden konnte.

Im Handel ist vor allem schwarzer Chia Samen erhältlich. Dieser ist auch im Preis etwas günstiger als die weiße Ernte.

Dass sich schwarze und weiße Samen in ihrem Omega-3-Gehalt oder Vitamingehalt unterscheiden würden und dies allein auf die unterschiedliche Farbgebung zurückzuführen sei, konnte bisher noch nicht festgestellt werden. Allein der Anbau der Pflanzen kann ihren Nährstoffgehalt mitunter beeinflussen.

Wer sich im Handel daher nach Chia Samen umsieht, sollte sich nicht von falschen Versprechungen täuschen lassen. Wird mit der Aussage geworben, dass weißes Chia wertvoller in Sachen Nährstoffe sei, so ist dies eine unseriöse Geschäftspraktik, da diese Aussage nicht auf bewiesenen wissenschaftlichen Tatsachen beruht.

Teil 2

Inhaltsstoffe von Chia

- Omega-3-Fettsäuren

Chia Samen werden u.a. für ihren sehr hohen Gehalt an Omega-3-Fettsäuren geschätzt. Diese regeln die Balance zwischen Omega-6 und Omega-3 (das Verhältnis ist bei den Samen dieser Salbei-Art optimal ausgeglichen; Omega-3-Fettsäuren und Omega-6-Fettsäuren sind im Verhältnis 3:1 vorhanden), welche wiederum ihrerseits Auswirkung auf den Cholesterinwert haben. So können beispielsweise Gefäßverkalkungen entgegengewirkt werden. Omega-3-Fettsäuren werden ansonsten vornehmlich durch den Verzehr von Fisch aufgenommen werden. Wer Fisch aufgrund einer vegetarischen oder veganen Ernährung vom Speiseplan gestrichen hat oder aber etwa allergisch auf dieses Nahrungsmittel reagiert, der kann das Defizit an Omega-3-Fettsäuren im Körper hervorragend durch Chia Samen ausgleichen. Darüber hinaus sorgt Omega-3 dafür, dass die Konzentration gefördert und die Stimmung aufgehellt wird. Der Kopf wird klarer und der Körper ist weiterhin mental gestärkt. Die neurologisch chemische Kommunikation in den Hirnzellen wird gefördert und die Zellenfluidität verbessert.

Doch was hat es genau mit den Fettsäuren auf sich? In erster Linie ist es wichtig zu wissen, dass Fett nicht gleich Fett ist. Ist von Nahrungsfetten die Rede, so wird gern mit diesen pauschal assoziiert, dass es sich im Großen und Ganzen um Dickmacher handelt. Aus diesem Grund hat die Lebensmittelindustrie reagiert und das Bedürfnis der Verbraucher nach Schlank-heits-Kost befriedigt.

Im Handel können fettreduzierte Fertigprodukte ebenso erworben werden, wie fettarmes Fleisch oder Magermilcherzeugnisse. Alles ist darauf angelegt, die schlanke Linie der Verbraucher zu unterstützen.

Fett ist jedoch nicht generell ungesund, denn was wäre der Mensch heutzutage aus evolutionstech-nischer Sicht ohne den Genuss von Fett? Die Entwicklung des menschlichen Gehirns hätte in-folgedessen nicht stattfinden können, wenn keine Fette über die Nahrung aufgenommen worden wären. Das Gehirn selbst enthält einen hohen Anteil Choles-terin, Fett und Omega-3-Fettsäuren.

Hätte der Mensch sich komplett fettfrei ernährt, wäre auch das Nervensystem niemals zu einer derartigen Hochentwicklung gelangt. Auch Sport wäre nicht möglich, da keinerlei Leistungsfähigkeit und Ausdauer vorhanden wären.

Mehrfach ungesättigte Fettsäuren sind also überaus

wichtig für den Körper. Wer sie ihm vorenthält, riskiert Mangelerscheinungen und Krankheiten.

Interessant ist zudem folgende Überlegung: Obwohl die Nahrungsmittelindustrie vermehrt fettreduzierte Produkte auf den Markt bringt, steigt dennoch die Anzahl an Erkrankungen, die mit hohen Blutfettwerten und Übergewicht zu tun haben. Diabetes Typ 2, Erkrankungen des Herzkreislaufsystems oder auch Herzinfarkte sind keine Seltenheit. Wie kann es also zu derartigen, schwerwiegenden Erkrankungen kommen, wenn in Supermärkten ein regelrechtes Überangebot an Diät-Produkten und Lebensmitteln mit verschwindend geringem Fettanteil vorherrscht?

Es ist vielmehr genau das Gegenteil der Fall. Nicht der Verzicht auf Fett schützt vor diesen Erkrankungen, sondern gerade die Aufnahme bestimmter Nahrungsfette erzielt diesen Effekt.

Wer also hingegen auf gesunde Fettsäuren vertraut, kann daher u.a. den Blutdruck und den Cholesterinspiegel effektiv senken. Auch die Gefahr einen Schlaganfall zu erleiden oder an Diabetes zu erkranken lässt sich somit minimieren.

Zu den gesunden Fetten gehören beispielsweise Olivenöl, Rapsöl, oder auch Fischöle. Gerade Fischöl bietet einen sehr hohen Anteil an mehrfach ungesättigten Fettsäuren. Ebenfalls wichtig ist das Verhältnis zwischen Omega-6-Fettsäuren, der Linolsäure und Omega-3-Fettsäuren, der Alpha-Linolsäure. Denn dieses beeinflusst verschiedene Prozesse im Körper und spielt eine wichtige Rolle bei der Aufrechterhaltung der Gesundheit.

Der Alpha-Linolsäure kommt dabei eine besonders relevante Rolle zu. Bei ihr handelt es sich um eine 3-fach ungesättigte langkettige Fettsäure. Ihre wichtigste Aufgabe ist es, verschiedene Prozesse anzuregen, die Herz-Kreislauferkrankungen und Arteriosklerose verhindern.

Damit dies geschehen kann, werden die Blutfettwerte gesenkt. Außerdem werden der Cholesterinspiegel und der Blutdruck heruntergefahren. Plaques und Thrombosen können nicht mehr so leicht entstehen. Der Körper wird weiterhin besser durchblutet.

Wichtig zu wissen ist, dass sowohl Omega-3-Fettsäuren als auch Omega-6-Fettsäuren nicht vom menschlichen Körper selbst produziert werden können. Sie können lediglich von außen über die tägliche Nahrung aufgenommen und somit dem Organismus zugeführt werden.

Chia Samen sind hierfür ideal, denn sie bieten denselben Gehalt an Omega-3-Fettsäuren wie fetter Fisch. Schon 5 Gramm Chia genügen, um den Tagesbedarf eines Menschen mit Omega-3-Fettsäuren zu decken. Das oben erwähnte enge Fettsäureverhältnis von 3:1 wird von Ernährungswissenschaftlern und Medizinern empfohlen, da es sich positiv auf die Vermeidung von Schlaganfall und Herzinfarkt auswirken kann. Es wird sogar angenommen, dass dem richtigen Fettsäureverhältnis eine wichtigere Bedeutung diesbezüglich zukommt, als dem Cholesterinspiegel.

Ein Blick auf die durchschnittliche Ernährung der Deutschen zeigt, dass das Fettsäureverhältnis hier alles andere als ausgewogen ist. Geschätzt wird, dass das Verhältnis von Omega-6-Fettsäuren zu Omega-3-Fettsäuren bei den meisten zwischen 10:1 oder gar 50:1 ausfällt. Doch wie kann das sein? Zum einen liegt dieses Missverhältnis daran, dass die Deutschen relativ wenig Fisch essen. Schaut man sich beispielsweise die Todesfallstatistik von Japanern oder Grönländern an, die einen weit höheren Fischkonsum als die Deutschen aufweisen, so zeigt diese, dass bei jenen Nationen nur etwa um die 10% an Herz-Kreislauferkrankungen sterben, während hierzulande die Erkrankungsrate auf 40% ansteigt.

Hinzu kommt, dass der Anteil an Omega-3-Fettsäuren in tierischen Lebensmitteln immer weiter gesunken ist. Dies ist maßgeblich auch der Massentierhaltung sowie der damit verbundenen einseitigen Fütterungsweise der Zuchttiere zu verdanken. Was die Tiere schließlich nicht aufnehmen, können sie auch nicht den Menschen weitergeben. Konsumenten, die jedoch bereit sind, etwas mehr für Lebensmittel auszugeben und in Produkte freilaufender Tiere zu investieren, die auf Weiden bei Gras, Kräuter und/oder Samen gehalten wurden, die werden zwecks Nahrungsaufnahme auch mit einem höheren Gehalt an Omega-3-Fettsäure belohnt.

-Vitamine

In Chia Samen sind eine Vielzahl an Vitaminen enthalten, die wertvoll und für den Körper lebenswichtig sind. Dazu gehören Vitamin A und B, Kalzium, Magnesium, Niacin, Phosphor und Mangan. Und weil ebenfalls Omega-3-Fettsäuren in hoher Konzentration in den Samen enthalten sind, kann der menschliche Körper auch richtig von den Vitaminen zehren. Omega-3-Fettsäuren helfen dem Organismus nämlich dabei, dass fettlösliche Vitamine, wie etwa Vitamin A, D, E und K viel besser absorbiert werden können.

Ein gutes Beispiel, um aufzuzeigen, wie wertvoll Chia Samen tatsächlich sind, ist das enthaltene Vitamin E.

Der Vitamin-E-Gehalt in Chia beträgt 29mg pro 100g. Das ist mehr als in vielen anderen Lebensmitteln, jedoch noch nicht das Maximum. So gibt es etwa Sonnenblumenkerne oder Mandelöl, als auch Weizenkeime, die allesamt einen höheren Vitamin-E-

Gehalt zu bieten haben. Jedoch ist bei diesen Nahrungsmitteln wiederum nicht nur der Vitamin-E-Gehalt hoch, sondern auch die Kalorienzahl. Zwischen fünf- bis neunmal mehr Kalorien haben die genannten Lebensmittel im Vergleich zu Chia Samen.

Daher sind die Samen auch hier wieder die vorzugswürdigere Alternative. Ein sehr hoher Vitaminanteil (bereits zwei Esslöffel Chia gleichen den halben Tagesbedarf an Vitamin E aus) geht mit einer sehr niedrigen Kalorienzahl einher. Ein besseres und gesünderes Verhältnis kann man sich für seinen Körper kaum wünschen.

Doch warum sind Vitamine so wichtig für den Körper und machen Chia Samen daher zu einer unverzichtbaren Vitamin-Quelle?

Jedes Vitamin bringt seine ganz eigenen Vorzüge für den Körper mit sich und sorgt dafür, dass die Maschinerie des Organismus stetig am Laufen bleibt.

Da gibt es das Vitamin A, auch Retinol genannt, dass das Wachstum fördert und die Funktion sowie den Schutz von Haut, Schleimhaut und Augen unterstützt. Vitamin B1 dagegen, das Thiamin, ist ausgesprochen wichtig für das Nervensystem. Es beugt Leberschäden und Leistungsschwächen vor, versorgt den Körper mit Energie und ist wichtig für die Funktion der Schilddrüse. Gerade Schwangere sollten dem

Körper den benötigten Gehalt an Vitamin B1 zuführen.

Das Riboflavin, bzw. Vitamin B2, welches zum Beispiel in Milchprodukten, Fleisch und Seefisch vorkommt, hilft bei der Verwertung von Fetten, Eiweiß und Kohlenhydraten, sorgt für schöne Haut und Nägel, liefert Energie und ermöglicht einen gesunden Sauerstofftransport im Körper.

Auch Kalzium ist ein wichtiger Nährstoff. Das Kalzium, das im Körper vorkommt, wird zu 99% in Knochen und Zähnen gespeichert. Dieses festigt die Knochen sowie Gebiss und macht sie besonders stabil. Doch Kalzium kann natürlich noch viel mehr. Es regelt zusammen mit Natrium und Kalium maßgeblich die Reizübertragung in den Nervenzellen. Auch die Blutgerinnung wird durch Kalzium mit beeinflusst und Enzyme sowie Hormone werden aktiviert.

Wenn dem Körper nicht ausreichend Kalzium von außen durch die Nahrung zugeführt wird, ergreift dieser mitunter drastische Maßnahmen, um den Mangel wieder auszugleichen. Das Kalzium wird dann den Knochen entzogen, was zu einer Knochenentkalkung, besser bekannt als Osteoporose, führt.

Weiterhin ist das Magnesium für den Körper maßgeblich, welches als lebensnotwendiger Mineralstoff für den Organismus bekannt ist. Wichtige Körperfunktionen und Stoffwechselvorgänge können nur aufrechterhalten werden, wenn der Körper mit ausreichend Magnesium versorgt wird. Magnesium ist daran beteiligt, dass mehr als 300 Enzyme im Körper aktiviert werden, dass Nerven- und Muskelfunktionen unterstützt und reguliert werden, dass die Körperzellen mit Energie versorgt werden, oder auch, dass der Körper widerstandsfähig ist und gesund bleiben kann. Zudem sorgt Magnesium dafür, dass der Herzmuskel mit ausreichend Energie versorgt wird. Das ist wichtig, denn er muss seinerseits die Zellen mit Blut versorgen. Alles im Körper ist miteinander verwoben, daher ist es wichtig, alle benötigten Bausteine zu liefern, damit das Wunderwerk Körper immer aus dem Vollen schöpfen kann, um sich zu versorgen und nicht an die eigenen Reserven gehen muss.

Daher sollte auch Niacin, auch Vitamin B3 genannt, nicht auf dem Nährstoffplan fehlen. Dieses wird von den Nerven für eine reibungslose Funktionstätigkeit benötigt. Ebenfalls wichtig ist Niacin für den Aufbau unterschiedlicher Neurotransmitter, wie z.B. Serotonin.

Auch Phosphor ist sehr wichtig für verschiedene Stoffwechselprozesse. Es liefert zudem die Bausubstanz für Knochen und Zähne. Der Energiestoffwechsel wird unterstützt und die im Blut vorhandenen Säuren und Basen im Gleichgewicht gehalten. Auch bei Phosphor gilt, dass ein etwaiger Mangel des Mineralstoffs zu Osteoporose führen kann. Nicht zuletzt sollte Mangan erwähnt werden. Dieses Mineral spielt bei der Regulierung der Drüsen- funktion und des Zuckerspiegels im Blut eine wesent- liche Rolle. Ebenfalls reguliert werden der Metabo- lismus der Fette und Kohlenhydrate. Mangan ist zudem ein wichtiges Antioxidans. Denn es hilft, freie Radikale zu neutralisieren, was den Körper dabei un- terstützt, Schadstoffe besser bewältigen zu können.

Das Schöne an diesen ganzen Fakten ist, dass all diese aufgezeigten Nährstoffe in Chia Samen enthalten sind und dass nicht nur in schwindend geringen Anteilen. Wer also Chia zu sich nimmt, versorgt seinen Körper mit vielen wichtigen Vitaminen. Ein wichtiger Schritt in Richtung körperliches Wohlbefinden.

-Aminosäuren (Proteine)

Der Prozentanteil an Protein ist in Chia Samen ausgesprochen hoch. Dies wird insbesondere dann offensichtlich, wenn man ihn mit anderen Getreidearten vergleicht. Während Chia Samen ganze 21% Protein enthalten, sind es bei Weizen lediglich 14%, bei Hafer nur 15.3% und bei Reis sogar nur 8.5% Proteinanteil. Alle Aminosäuren, die als essen- tiell für die menschliche Ernährung gelten, sind in Chia Samen enthalten. Auch dies unterscheidet Chia von anderem Getreide. Denn bei diesem mangelt es stets an ein oder auch zwei Aminosäuren. Daher werden andere Getreidesorten oft gemischt und ergänzt, um diesen Mangel wieder auszugleichen und ausreichend für den menschlichen Bedarf zu gestalten.

Doch was genau sind Aminosäuren eigentlich und warum sind sie so wichtig für unseren Körper? Protein ist nach Wasser die zweithäufigste, anzutreffende Substanz im menschlichen Körper. Der Körper besteht zu 15-20% aus Protein, sprich Eiweiß, welche sich aus einer Vielzahl an Eiweißmoleküle-Bausteinen zusammensetzen. Bei diesen handelt es sich um die Aminosäuren. Es gibt acht essentielle Aminosäuren und 15 nicht-essentielle Aminosäuren, die lebenswichtig für den Körper sind. Diese nimmt der Körper auf und formt daraus alle Körperproteine, die er benötigt, um zu funktionieren.

Aminosäuren werden u.a. dafür benötigt, um Zellen zu erneuern oder reparieren zu können (dies geht übrigens auch nur durch die Hilfe von Aminosäuren; es gibt kein anderes Nahrungsmittel, das diese Funktion übernehmen könnte). Desweiteren dienen sie zur Bildung von verschiedenen Enzymen und Hormonen und zur Bildung von Bluteiweißen.

Darüberhinaus helfen sie den Stoffwechsel zu steuern, sind diese an der Immunabwehr beteiligt, stabilisieren den Blutzuckerspiegel oder übernehmen u.a. auch den Transport von Vitaminen, Cholesterin u.a. im Blutplasma.

-Ballaststoffe

Nicht nur der Gehalt an Omega-3-Fettsäuren ist in den Chia Samen sehr hoch, dasselbe gilt auch für den Ballaststoffgehalt. Es genügen bereits zwei Esslöffel des Superfoods, damit bereits 33% des täglichen Bedarfs an Ballaststoffen gedeckt sind.

Doch welche Rolle spielen Ballaststoffe eigentlich für den menschlichen Körper? Für den Körper bedeutet eine regelmäßige Aufnahme von Ballaststoffen, dass die Verdauung optimal geregelt wird, dass eine sättigende Wirkung stattfindet, dass der Insulinspiegel nach Mahlzeiten lediglich gemäßigt ansteigt (wovon gerade Diabetiker profitieren), dass der Cholesterinspiegel sinkt, oder auch, dass das Risiko, an Bluthochdruck, Darmkrebs oder Übergewicht zu erkranken, gesenkt wird. Ballaststoffe sind im Übrigen kalorienfrei.

Eben all diese Ballaststoffe enthalten Chia Samen, wie auch Leinsamen, in großer Menge. Und dennoch gibt es hier einen relevanten Unterschied: Bei Leinsamen sind wasserlösliche sowie wasserunlösliche Ballaststoffe in etwa der gleichen Menge vorhanden. Bei Chia Samen dagegen überwiegen die wasserunlöslichen Ballaststoffe. Diese sind insbesondere dafür bekannt, dass sie Wasser in nicht unerheblichen Mengen an sich binden können und zudem die Darmbewegung stimulieren.

Wie bereits beschreiben, verwandelt sich Chia in ein gelartiges Gelee, wenn es mit Wasser gemischt wird. Die gelartige Konsistenz ist dabei der Polysaccharidschicht zu verdanken. Für Menschen die Probleme mit dem Stuhlgang haben, sind wasserunlösliche Ballaststoffe daher sehr wichtig, da sich die Stuhlmenge erhöht. Aber auch bei regelmäßigem Stuhlgang lassen sich ebenso positive Effekte erzielen, da auch in diesem Fall die Verweildauer des Stuhls verkürzt werden kann und Giftstoffe somit schneller aus dem Körper abtransportiert werden.

Wasserlösliche Ballaststoffe sind also kurz zusammengefasst ausgesprochen gut für die Darmflora. Sie werden im Dickdarm durch Bakterien in kurzkettige Fettsäuren zersetzt. Wasserunlösliche Ballaststoffe dagegen sind wichtig für einen geregelten Stuhlgang und sind bekannt dafür, dass sie sehr viel Wasser aufnehmen können.

Teil 3

Chia Samen – Krankheiten heilen bzw. vorbeugen

Chia kann bei einer Vielzahl an körperlichen Beschwerden helfen und das allgemeine Wohlbefinden steigern sowie gezielt gegen bestimmte Leiden vorgehen.

Zu den Krankheiten oder Gesundheitsbeschwerden, bei denen es empfehlenswert ist, Chia Samen in die Ernährung zu integrieren, gehören etwa Diabetes, Asthma, Arthritis, Schuppenflechte oder auch Osteoporose.

Insbesondere für Frauen ist es interessant zu wissen, dass Chia Samen dem Körper auch eine Menge Eisen zuführen. Gerade Frauen dürfen einen Eisenmangel, der durch die monatliche Regelblutung eintritt, nicht unterschätzen. Durch eine entsprechende Ernährung kann dieses Spurenelement dem Körper wieder zugeführt werden.

Einige Wirkungsweisen und positive, gesundheitliche Auswirkungen des Chiakorns sollen an dieser Stelle ein wenig genauer beleuchtet werden.

- Gegen Entzündungen

Der hohe Anteil an essenziellen Fettsäuren in den Chia Samen hat eine entzündungshemmende Wirkung, was den menschlichen Organismus angeht. Dies ist folgender Wirkungsweise zu verdanken, welche nachstehend kurz zusammengefasst sind: Durch die essentiellen Fettsäuren fällt es dem Körper leichter, fettlösliche Vitamine zu absorbieren. Dadurch wird das sogenannte C-reaktive Protein reduziert. Dieses gilt als Entzündungsmarker.

Genauer lässt sich dies jedoch wie folgt erklären: Der menschliche Körper benötigt Omega-3-Fettsäuren, ist jedoch nicht in der Lage, diese selbst zu produzieren. Er ist daher darauf angewiesen, dass sie ihm über die Nahrung zugeführt werden. Dies ist deshalb so wichtig, weil neben vielen anderen gesundheitlichen Vorzügen dieser Substanz auch stark entzündungshemmende Eigenschaften zugesprochen werden. Insbesondere, wenn es um entzündliche Hauterkrankungen, rheumatische Entzündungen oder Entzündungen des Magen-Darmtraktes geht, zeigen Omega-3-Fettsäuren ihre Wirkung.

Doch das ist noch nicht alles: Auch leichte Störungen der Prostata lassen sich mit Omega-3-Fettsäuren behandeln.

Bei der Einnahme von Omega-3-Fettsäuren werden

körpereigene, entzündungsspezifische Substanzen wie Prostaglandine und Leukotriene reduziert, da diese sich vermehren, wenn es im Körper zu einer Entzündung kommt.

Omega-3-Fettsäuren wirken jedoch nicht von heute auf morgen. Sie müssen dem jeweiligen Körper über eine gewisse Zeit zugeführt werden, damit sich der Erfolg im Kampf gegen die entzündlichen Prozesse einstellt. Was jedoch in keiner Weise befürchtet werden muss sind Nebenwirkungen, wie sie oft mit chemischen Behandlungsmitteln einhergehen können.

- Schützt das Herz

Chia Samen sind hervorragend geeignet, um ein gesundes Herz-Kreislaufsystem zu fördern. Ein Blick auf die Inhaltsstoffe wie Mineralien, Aminosäuren oder auch Antioxidantien zeigt schnell, dass der Körper hier nur Vorteile herausfiltern kann. Durch die im Korn enthaltenen, essenziellen Fettsäuren wird der HDL-Cholesterinspiegel erhöht. Unter dem HDL-Cholesterinspiegel versteht man gemeinhin auch das sogenannte „gute Cholesterin". Dieses zeichnet sich dadurch aus, dass die Teilchen des High Density Lipoproteins (HDL) Cholesterin aus dem Körper hinaus transportieren können und es von den Wänden der Blutgefäße entfernen. Gleichzeitig sorgt Chia dafür, dass das „schlechte Cholesterin", das LDL-Cholesterin (Low Density Lipoprotein) und gleichzeitig auch die Triglyzeride sinken. Die LDL-Teilchen bringen Cholesterin in den Körper hinein und setzen sich an den Blutgefäßwänden fest. Durch diese Regulierung des Cholesterinspiegels wird das Serum-Cholesterin verbessert. Dies wirkt sich überaus positiv auf die Herzgesundheit aus, da Verkalkungen der Arterien effektiv und noch dazu gesund vorgebeugt wird.

Doch nicht nur die essenziellen Fettsäuren tun dem Herzen ausgesprochen gut. Auch die löslichen und unlöslichen Ballaststoffe, die in den Samen vorzufinden sind, tragen ihren Teil zur Herzgesundheit bei. Löslichen Ballaststoffen wird ebenfalls die Eigenschaft zugeschrieben, einen guten Cholesterinwert zu fördern. Was das Herz angeht, punktet Chia also gleich doppelt.

Wer regelmäßig Chia Samen zu sich nimmt, reduziert somit diverse Herz-Kreislauferkrankungen, Herzrhythmusstörungen, hohe Blutfettwerte, Bluthochdruck oder auch hohe Cholesterinwerte.

Doch wie kam man eigentlich auf die Idee, Fischöl, bzw. Omega-3-Fettsäuren mit einer gesundheitsfördernden Lebensweise in Verbindung zu bringen, insbesondere, wenn es um die Gesundheit des Herzens geht?

In den 70er Jahren ist Forschern aufgefallen, dass Eskimos aus Grönland signifikant selten an Herzkrankheiten litten. Und das, obwohl sie sich regelmäßig und auch in großen Mengen von Wal- und Seehundfleisch ernährten. Diese Speisen, zu denen auch Tran und Darm der Tiere gehörten, legen eigentlich eher den Verdacht nahe, sich überaus negativ auf den Cholesterinspiegel auszuwirken. Dem war jedoch ganz und gar nicht so. Der Cholesterinspiegel der Eskimos war hervorragend.

Ebenso stellten die Forscher fest, dass es auch kaum Fälle von Arthritis oder anderen chronischen Entzündungskrankheiten gab. Es musste also an der Ernährung liegen. Mittlerweile weiß man sehr gut, dass die Menschen in Ländern, in denen traditionell sehr viel Fisch serviert wird, deutlich weniger an Herzkrankheiten leiden, da dies den Omega-3-Fettsäuren zuzuschreiben ist. Mittlerweile wurde diese Tatsache auch durch vielfache, weltweit durchgeführte Studien bestätigt.

Untersuchungen haben folglich ebenso gezeigt, dass in fetthaltigen Fischen ein entzündungshemmender Wirkstoff enthalten ist. Es war der Mediziner Makoto Arita (Harvard Medical School, Boston), der zusammen mit Kollegen die Entdeckung machte: Eine neue Klasse von bioaktiven Lipiden, welche den Namen Resolvine tragen. Durch eben diese ließen sich ein Teil der entzündungshemmenden Wirkungsweisen der Omega-3-Fettsäuren erklären.

Wie entstehen diese Resolvine? Dies geschieht durch Einwirkung zelleigener Enzyme, die sich in den Omega-3-Fettsäuren befinden. Tierversuche an Mäusen zeigten dann, dass Resolvine, wenn sie mit Hilfe von Aspirin aktiviert wurden, Entzündungen deutlich abklingen ließen. Die Forscher nahmen sich dieser Wirkung etwas genauer an und isolierten die Hauptkomponente der neuen Lipide, um diese analysieren zu können. Dies war der Moment, in dem das Molekül Resolvin E1 begann, eine wissenschaftliche Rolle zu spielen.

Von den Tierversuchen angespornt, wollten die Wissenschaftler herausfinden, wie sich Resolvin auf den Menschen auswirkt. Freiwillige Versuchspersonen stellten sich hierfür zur Verfügung. Sie nahmen eine Kombination aus Omega-3-Fettsäuren und Aspirin zu sich. Das Ergebnis: Auch hier enthielt bei späteren Kontrollen ihr Blutplasma Resolvin.

Diese zeigte auf, dass sich bereits entzündete Stellen nicht weiterausbreiten konnten, da es Resolvin den Entzündungszellen unmöglich machte, sich im Körper auszubreiten.

- Beugt Diabetes vor

Chia Samen haben lediglich einen sehr geringen glykämischen Index. Dies wirkt sich überaus positiv auf den Blutzuckerspiegel aus, denn er schnellt weder in die Höhe, noch sinkt er übermäßig ab. Der Blutzuckerspiegel wird stabil gehalten. Das ist sehr wichtig, um Heißhungerattacken zu vermeiden. Dadurch werden weniger zuckerhaltige Lebensmittel konsumiert, da das dringende Bedürfnis nach etwas Süßem einfach nicht mehr gegeben ist. Nach dem Essen tritt ein langanhaltendes Sättigungsgefühl ein, was den vielen enthaltenen Proteinen und Ballaststoffen zu verdanken ist.

Ebenfalls werden komplexe Kohlenhydrate dank der Inhaltsstoffe der Chia Samen langsamer in Einfachzucker umgewandelt. Auch dies wirkt sich stabilisierend auf den Blutzuckerspiegel aus.

Weiterhin wirken sich Chia Samen auf den Insulinspiegel positiv aus. Sie helfen ihn zu regulieren, tragen zu einer Verringerung der Insulinresistenz bei und verhindern, dass es zu einem übermäßig hohen Insulinspiegel im Blut kommt.

Gerade für Diabetiker von Typ 2 können Chia Samen eine große Hilfe sein, um ihre Krankheit effektiv steuern und beeinflussen zu können.

Hierzu gibt es eine aussagekräftige Studie, die im St. Michaels Hospital in Kanada durchgeführt wurde. Hierbei sollte festgestellt werden, welche Auswirkungen Chia auf den Krankheitsverlauf bei einer Diabetes Typ-2 Erkrankung haben kann. Die Ergebnisse der Untersuchung belegten dabei, dass der systolische Blutdruck signifikant reduziert werden konnte. Ebenfalls ging das C-reaktive Protein zurück, das, wie bereits erwähnt, bei chronischen Erkrankungen als Marker dient. Weiterhin wurde festgestellt, dass eine bessere Kontrolle der Blutzuckerwerte bei den untersuchten Patienten möglich war. Diese nahmen während der Studie täglich eine Portion Chia 40 Gramm zu sich.

Diabetes ist in Deutschland auf dem Vormarsch. Etwa 2,9 Millionen Deutsche leiden unter der Zuckerkrankheit, darunter auch immer mehr Kinder. Bei den Diabetes-Erkrankungen liegt dabei Diabetes-Typ-2 ganz weit vorne und macht zwischen 85% und 95% der Erkrankungen aus. Dies ist nicht zuletzt der zunehmend ungesunden Lebensweise vieler Menschen zu verdanken, die außerordentlich ungesundes Essen (Stichwort Fast Food) und wenig Bewegung beinhaltet. Fast Food enthält viele gesättigte Fettsäuren, die auch als 'schlechter' Zucker bezeichnet werden und sich negativ auf die Gesundheit auswirken können.

Diabetes ist chronisch. Die Krankheit kann also nicht geheilt werden. Wer daran erkrankt, muss lernen, mit der Krankheit zu leben und sich bestmöglich damit zu arrangieren. Es ist dabei wichtig, dass man selbst die Krankheit kontrolliert und nicht umgekehrt. Die Betroffenen sind demzufolge immer dankbar und offen für Möglichkeiten, um ihre Diabetes-Erkrankung in gewisse Bahnen zu lenken.

Diabetes wird auch Zuckerkrankheit genannt, weil der Zuckerstoffwechsel im Körper beeinflusst wird. Dieser ist aufgrund der Erkrankung nicht mehr in der Lage selbstständig Insulin produzieren. Ebenfalls kann bereits produziertes Insulin nicht mehr derart verwertet werden, wie es sein bei gesunden Personen der Fall ist. Insulin selbst wird jedoch benötigt, um den Blutzuckerspiegel zu senken. Wenn also kein Insulin mehr produziert wird, lässt sich der Blutzuckerspiegel nicht mehr regulieren und kann in unkontrollierte Höhen ansteigen.

Die besonders häufig anzutreffende Erkrankung des Diabetes-Typ-2 betrifft dabei nicht mehr nur Menschen über 40 Jahre, wie es lange Zeit der Fall war. Vielmehr sind auch immer mehr Kinder und Jugendliche von der Zuckerkrankheit betroffen, für die jener Zustand natürlich eine besonders drastische Einschränkung darstellt, ihre Lebensweise bzw. Ernährung entsprechend anzupassen.

Zu den Symptomen von Diabetes-Typ-2 gehören u.a. eine plötzliche Gewichtsabnahme, verschwommenes Sehen oder auch häufiges Wasserlassen.

Es ist wichtig, entsprechende Symptome ernst zu nehmen, eine mögliche Diabetes-Erkrankung diagnostizieren zu lassen und sich darum zu bemühen, die Krankheit bestmöglich zu kontrollieren. Dies ist notwendig, da durch Diabetes auch Komplikationen auftreten können, welche durchaus nicht zu unterschätzen sind. Dazu gehören u.a. Nervenschäden, Nierenerkrankungen, Herz-Kreislauferkrankungen, Schädigung der Netzhaut, Schlaganfall oder Fuß-Geschwüre. Selbst eine Fehlgeburt ist möglich, wenn eine Diabetes-Erkrankung komplett unbehandelt bleibt.

Jetzt, mit diesem kleinen Einblick in die Erkrankung an Diabetes und ihren möglichen Komplikationen, lässt sich einmal mehr nachvollziehen, wie wichtig es ist, entsprechende Kontrollmaßnahmen einzuleiten, damit die Erkrankung nicht Überhand gewinnt.

Ein erster, wichtiger Schritt diesbezüglich ist es natürlich, die Lebensweise zu ändern. Viel Bewegung ist ebenso wichtig wie der Verzicht auf Alkohol oder Zigaretten. Auch sollte sich darum bemüht werden, Übergewicht zu reduzieren. Als Lebensmittel empfiehlt sich Nahrung mit einem niedrigen glykämischen Index. Diese werden langsam vom Körper absorbiert. Dadurch können die Blutzuckerwerte bereits positiv beeinflusst werden.

Chia Samen haben einen solchen niedrigen glykämischen Wert. Die Aufnahme von komplexen Kohlenhydraten wird dadurch verlangsamt. So kann der Blutzuckerspiegel optimal stabilisiert werden, da dieser bei Anstieg und Abfall zu den bereits erwähnten Heißhungerattacken führt. Die essentiellen Fettsäuren, die ebenfalls in den Chia Samen enthalten sind, regen ebenso den Stoffwechsel an, wodurch auch eine beabsichtigte Gewichtsabnahme gefördert wird.

Dass Chia Samen bei Diabetes helfen können, beruht mittlerweile nicht mehr nur auf eigenen Erfahrungswerten von Patienten, die sich dieses Superfood zunutze gemacht haben. Vielmehr gibt es auch Studien, die diese Wirkung konkret wissenschaftlich belegen können. So etwa eine Studie, die im Jahr 2009 im British Journal of Nutrition abgedruckt wurde. Für die Studie wurden an Diabetes erkrankte Ratten untersucht. Nachdem sie Chia Samen verzehrt hatten, konnte eine Normalisierung der Insulinresistenz festgestellt werden. Ebenfalls wurde eine Senkung der Blutfettwerte und des Cholesterins bemerkt.

- Abnehmen mit Chia Samen

Mit dem Abnehmen ist es so eine Sache, wie sicher schon viele Diätwillige festgestellt haben. Liegt die täglich zu sich genommene Kalorienzahl über der Menge, die wieder verbrannt wird, nimmt man an Gewicht zu. Die logische Konsequenz daraus wäre dann, einfach die Tagesration zu halbieren und weniger zu essen. Doch wenn dem Körper von außen zu wenig von dem zugeführt wird, was er benötigt, schaltet er selbst den Energiesparmodus ein und geht an die Reserven. Ein kurzfristiger Gewichtsverlust mag hier möglich sein, doch sobald der Ernährungsplan wieder normalisiert wird, tritt der allseits befürchtete Jojo-Effekt ein und die vormals verlorenen Kilos melden sich wieder zurück.

Der einzig richtige Weg zur dauerhaften Gewichtsabnahme ist in der Ernährungsumstellung zu finden. Gesund muss sie sein, dem Körper alle Nähr- und Vitalstoffe liefern, die er zum funktionieren benötigt und schmecken muss es natürlich auch, denn ansonsten hält kaum jemand eine Diät wirklich lange durch. Es darf niemals das Gefühl aufkommen, dass man sich durch seine Ernährung hindurch quälen muss. Genuss und Geschmack sollten weiterhin eine wichtige Rolle spielen. Chia Samen sind daher ein ideales Mittel, um beim Abnehmen zu helfen. Sie selbst bewirken das Abnehmen nicht, sondern sorgen für ein angenehmes Sättigungsgefühl, das bei einer erfolgreichen Diät überaus hilfreich sein kann. Der Körper fühlt sich satt an, hat aber gleichzeitig wenig Kalorien zu sich genommen und muss zu keiner Zeit auf benötigte und wichtige Nährstoffe verzichten. All dies bewirken allein diese kleinen Samen, denen man ihre vielseitige Wirkungsweise gar nicht ansehen kann.

Auch Sodbrennen lässt sich sehr gut mit Chia Samen behandeln. Es findet eine Gelbildung im Magen statt, nachdem die Samen zu sich genommen wurden, da Chia Samen über eine äußere Polysaccharidschicht verfügen, welche schleimbildend ist.

Kohlenhydrate können so nur noch langsam absorbiert werden, da eine Barriere zwischen Kohlenhydraten und Verdauungsenyzmen gebildet wird. Kohlenhydrate können so nur noch erschwert in Zucker umgewandelt werden. Die Energie, die mit den Mahlzeiten aufgenommen wird, geschieht dadurch gleichmäßiger, statt einen schnellen Energiekick zu liefern und danach wieder abzuschwächen. Dadurch fühlt sich der Körper länger gesättigt, der Blutzuckerspiegel kann besser reguliert werden und Heißhungerattacken werden vermieden. Deshalb sind Chia Samen auch eine ideale Ergänzung einer Diät. Zudem bleibt die Ausdauer konstant und die berühmten Energie-Tiefs, in die man gerade nach ausgiebigen Mahlzeiten fällt, sind kein Problem mehr. Chia Samen sind damit ein echter Energie-Booster!

Chia Samen strecken buchstäblich das Essen. Die Portionen verkleinern sich, ohne dass man das Gefühl haben muss, auf etwas zu verzichten, denn Hungern ist einer der Hauptgründe für das Fehlschlagen von Diäten. Zudem nimmt man mit einer durchschnittlichen Portion nur die Hälfte der Kalorien zu sich, wie es bei einem Gericht ohne Beigabe von Chia Samen der Fall wäre. Chia Samen haben auch eine darmreinigende Wirkung. Dem Körper fällt es leichter, Schlacken loszuwerden und sich sprichwörtlich zu säubern. Wird Chiagel zu sich genommen, sorgt die gelartige Substanz, die mit Ballaststoffen angereichert ist, dass die Darmwände von Ablagerungen gereinigt werden. Es ist wie eine Reinigungskur für den Darm, können Rückstände nunmehr wesentlich besser abtransportiert werden.. Werden die Samen vor dem Verzehr eingeweicht, speichern sie Wasser in großen Mengen. Sie quellen auf und gewinnen deutlich an Volumen. Um das neun- bis zwölffache vergrößern sie sich schließlich und das innerhalb weniger Minuten. So dient das Getreide zu einer wahren Reinigungskur für den Magen-Darm-Trakt, in dem Nährstoffe folglich wieder besser aufgenommen werden können. Durch die löslichen Ballaststoffe können selbst Ablagerungen wesentlich besser ausgeleitet werden. So lässt sich dementsprechend auch der Stuhlgang effektiv regulieren.

Auch die Tatsache, dass Chia Samen ihr Volumen vergrößern, erfüllt den gleichen Zweck wie die langsamere Absorption der Kohlenhydrate - nämlich das Verhindern von Heißhungerattacken.

Wer Chia Samen zu sich nimmt, sollte auch viel trinken. Die Samen quellen auf, sowohl bei der Zubereitung, wenn sie mit Wasser angerührt werden, als auch im Darm selbst. Der Magen wird dadurch gut gefüllt, ohne dass jedoch schwere Kost in ihm ist.

Wer selbst einmal Chia Samen für sich austesten möchte, der findet an dieser Stelle zwei beliebte und einfache Rezepte.

Chia-Pudding

Zutaten:

2 Esslöffel Chia Samen, 1 Tasse Mandelmilch, 1 Banane, frisches Obst und nach Bedarf etwas Honig.

Die Banane wird so lange mit der Gabel zerdrückt, bis sie eine breiige Konsistenz erreicht. Der Banenenbrei wird dann in eine Schüssel gegeben. Hinzu kommen die Chia Samen, die Milch und der Honig. Wer möchte, der kann an dieser Stelle etwas Vanillegewürz hinzugeben. Wem dies zu süß oder intensiv sein sollte, lässt es einfach weg. Nun heißt es, alle Zutaten sehr gut miteinander zu verrühren und anschließend zu warten. Mindestens 3 Stunden sollte der angerührte Pudding stehen bleiben. Am besten ist, ihn sogar abends bereits vorzubereiten, um ihn dann am nächsten Tag als Frühstückspudding genießen zu können.

Nun muss der Pudding nur noch mit klein geschnittenen Früchten nach Wahl dekoriert werden und schon ist eine leckere und leichte Zwischenmahlzeit bzw. ein gesundes Frühstück fertig. Da der Pudding kalt genossen wird, ist er gerade im Sommer eine gute

Alternative, wenn warme Mahlzeiten an heißen Tagen manchmal zu mächtig sind.

Eine weitere Rezeptidee ist die des Chia Fresca, ein natürlicher Energy-Drink.

Chia Fresca

Zutaten:

2 Esslöffel Chia Samen, 300ml Wasser, etwas Zitronen- oder Limonensaft

Die Zutaten werden miteinander vermischt. Wer es gerne etwas süßer mag, kann auch noch Honig oder Agaven-Dicksaft nach persönlichem Belieben hin- zufügen.

Wenn der Drink zubereitet ist, sieht es besonders schön aus, wenn dieser in eine durchsichtige Glasflasche abgefüllt wird. Durch die etwas gelartige Konsistenz sehen die einzelnen Chia Samen aus, als würden sie in der Flasche schweben, was einen überaus interessanten Effekt erzeugt.

Wer für sich selbst eine bestimmte Ernährungsweise erwählt, sei es vegetarisch oder vegan, wird auf Chia Samen, als eine weitere Bereicherung des Speiseplans, nicht mehr verzichten wollen. Dies gilt im Übrigen auch für Menschen, die an Glutenunverträglichkeit oder aber auch unter Zöliakie leiden. In beiden Fällen kommt der Körper mit der Aufnahme des Klebeeiweißes nicht zurecht. Produkte aus Weizenmehl sind daher gestrichen. Dies kann jedoch auch ein gesundheitlicher Vorteil sein, denn Gluten steht im Verdacht, eine chronische Schilddrüsenentzündung, das sogenannte Hashimoto-Syndrom, zu fördern.

Wer viel außer Haus ist, für den ist es oft schwer die Einnahme von Gluten absolut kontrollieren zu können, da in zu vielen Nahrungsmitteln das Klebeeiweiß vorhanden ist. Zuhause jedoch lässt sich der Gluten-Konsum sehr gut regulieren und senken, bzw. gänzlich vermeiden.

Daher ist mit Chia glutenfreies Backen kein Problem. Das dicke Gel, das beim Vermischen der Samen mit Wasser entsteht, dient beim glutenfreien Backen zum Verdicken von Brot und Gebäck. Dazu werden einfach 1 Esslöffel gemahlene Chia Samen mit 3 Esslöffel heißem Wasser vermischt. Das Ganze hernach quellen lassen, damit sich die gelartige Konsistenz entwickeln kann. Die Masse wird anschließend dem Teig hinzugegeben. Die Backzeit sollte entsprechend angepasst und um etwa 5-10% erhöht werden. Chia Samen sind also ein hervorragendes natürliches Bindemittel.

Die Samen können als Ersatz verschiedener

Backzutaten herhalten. So etwa Chia als Alternative zu Backpulver, Hefe oder Eiern. Sie können sogar gänzlich das Mehl ersetzen, wenn sie entsprechend gemahlen werden. Das Chia Samen Mehl kann ebenso mit glutenfreiem Mehl gemischt werden, wenn ein etwas dünnerer Teig gewünscht wird, da das reine Mehl aus Chia Samen eine gröbere Konsistenz aufweist.

Wichtig ist, dass Chia Samen nicht nur ergänzend zu der normalen Nahrung hinzugefügt werden. Wer weiterhin seinen Essensplan mit Fast Food und Fertiggerichten aufrechterhält und täglich seine zwei Esslöffel Chia Samen zu sich nimmt, wird nicht den gewünschten Erfolg feststellen können. Chia Samen sollen vielmehr die schlechten Essgewohnheiten ausmerzen und das ungesunde Essen ersetzen. Weniger wertvolle Bestandteile von Mahlzeiten können weggelassen und durch Chia ersetzt statt lediglich ergänzt werden.

Werden diese Maßgaben eingehalten, so sind auch schnell erste Ergebnisse zu verzeichnen. Angespornt davon, wird es leicht sein, die Diät erfolgreich durchzuziehen. Wer schon viele Methoden zur Gewichtsreduktion ausprobiert hat und an ebenso vielen gescheitert ist, sollte den kleinen Samen aus Mexiko eine Chance geben. Zu verlieren gibt es bei dieser Diätmethode nichts. Denn etwas Gutes tut man seinem Körper in jedem Fall, denn während die meisten Diätmethoden dem Körper meist etwas entziehen bzw. ihm vorenthalten, versorgt Chia den Organismus weiterhin mit allem, was er für das tägliche Aufrechterhalten seiner Funktionen benötigt.

- Chia Samen für Sportler

Chia Samen sind überaus konditionsfördernd. Chia kann von Sportlern gut in Form von Chiagel eingenommen werden. Wenn das Korn mit Wasser gemischt wird (zuerst Wasser in die Schüssel geben, dann das Korn), nimmt es die Flüssigkeit optimal auf, wodurch die Samen die bereits erwähnte gelartige Konsistenz einnehmen. Die gallertartige Schicht entsteht bereits nach etwa 15 Minuten nach dem Zusammenmixen. Wer Chia Samen im Voraus zubereitet und sie im Kühlschrank aufbewahrt, wird nach einigen Stunden feststellen, dass sich das Höchstmaß an Gel gebildet hat. Durch diese Konsistenz gibt es keine Klumpen mehr. Dieses nun produzierte Chiagel können Sportler sehr gut mit Getränken mischen. Ebenfalls möglich ist es, die Samen direkt im Getränk aufquellen zu lassen. Ausdauersportler ziehen hieraus den Vorteil, dass dem Körper viel und vor allem auch langfristig Flüssigkeit zugeführt wird. Das Wasser kann so besser gespeichert werden, als wenn es lediglich getrunken wird.

Und das Beste ist: Chia Samen oder auch Chiagel sind ein völlig legales und natürliches Mittel zur Leistungssteigerung. Gerade für (Profi)Sportler, die sich diesbezüglich an Wettkampfrichtlinien halten müssen, empfiehlt es sich, auf den Wundersamen zurückzugreifen.

Im Ausdauersport spielt die sogenannte Glykogensuperkompensation eine Rolle. Doch was genau verbirgt sich hinter diesem Begriff? Ziel dieser Ernährungstechnik ist es in erster Linie, eine erhöhte Speicherkapazität von Glykogen zu erreichen, die den Normalwert deutlich übersteigt. Es findet quasi ein Superkompensierung des Glykogengehalts sowohl in der Muskulatur als auch in der Leber statt. Warum wird diese Superkompensierung angestrebt? Durch einen vergrößerten Glykogenspeicher ist es dem Sportler möglich, über einen längeren Zeitraum intensiven Dauerbelastungen standzuhalten. Gerade für Ausdauersportler ist dies wichtig. Um dies erzielen zu können, findet eine Reduzierung sowie eine Steigerung statt. Einerseits wird die Trainingsbelastung zurückgeschraubt, andererseits werden dem Sportler vermehrt Kohlenhydrate über die Ernährung zugeführt. So wird eine hervorragende Vorbereitung für einen anstehenden Wettkampf erzielt.

Wie lässt sich dies nun in Verbindung zu Chia Samen setzen?

Auch diesbezüglich fand eine Studie statt. An dieser nahmen sechs Sportler teil, die sich einer einstündigen

Ausdauerbelastung aussetzten. Den Sportlern wurden dabei unterschiedliche Nährstoffe zugeführt. Bei der ersten Gruppe handelte es sich dabei um eine zu 100% aus Kohlenhydraten bestehende Lösung. Für die zweite Gruppe hingegen wurde eine Lösung gewählt, bei der 50% der Kalorien aus Chia Samen bestanden. Beide Gruppen erzielten im Ergebnis dieselben Leistungen. Dies zeigt, dass Chia Samen eine gute und natürliche Quelle der benötigten Kohlenhydrate darstellen, die für die Leistungsfähigkeit der Sportler so wichtig ist.

Als Anmerkung zu dieser Studie konnte nachgelesen werden, dass mit einer Steigerung der Leistungen innerhalb der Gruppe, die mit Chia Samen versorgt wurden, hätte gerechnet werden können, wenn die Ausdauerbelastung länger als lediglich eine Stunde ausgefallen wäre. Denn Chia Samen werden gerade für ihre langfristige Energie- und Flüssigkeitsversorgung geschätzt, was bei dieser lediglich einstündigen Studie nicht in den Fokus gestellt wurde.

Aber nicht nur Langstreckenläufer & Co. profitieren von Chia Samen. Auch zum Muskelaufbau können die kleinen Wundersamen beitragen und sprechen daher auch Bodybuilder und Körperästhteten an.

Chia Samen versorgen den Körper also mit viel Energie und auch Proteinen, wie bereits weiter oben angesprochen wurde. Für Sportler ist es gut, wenn das

Getreide zum Frühstück oder nach dem Training zu sich genommen wird. Mit nur 2 Esslöffel Samen, wird der Körper mit 4 Gramm purem Protein versorgt. Die leichte Verdaulichkeit von Chia sorgt dafür, dass die Proteine zudem schnell ins Gewebe gelangen und dem Muskel zur Verfügung gestellt werden. Das Ergebnis ist ein Muskel, der perfekt auf das Training vorbereitet ist. Die Kraft lässt sich steigern und man ist gerade in der Aufbauphase hervorragend für beste Leistungen präpariert.

Mit rund 21% Protein in 100 Gramm Chia Samen dürfen diese daher gerne als Nahrungsergänzungsmittel auf dem Trainingsplan von Kraftsportlern landen.

Was für den Sportler also sonst der Müsli- oder Proteinriegel war, ist heute der kleine Samen aus Mexiko.

Körpersportler können ihren Proteinshake sehr leicht noch zusätzlich aufpeppen.

Proteinshakes sind sehr beliebt, um schnell und leicht muskelfreundliche Kalorien zu sich zu nehmen. Denn schließlich ist ein gut durchdachter Ernährungsplan für Bodybuilder genauso wichtig, wie ein passender Trainingsplan. Da Proteine hierbei unverzichtbar sind, kommt der Proteinshake praktisch gelegen und schmeckt sogar auch noch richtig gut. Vor allem dann, wenn er mit unterschiedlichen Zusätzen angereichert werden kann. Zur Veredelung des

Getränkes sind den Möglichkeiten kaum Grenzen gesetzt, kann zum Beispiel Zimt als Highlight hinzugefügt werden. Dadurch kann die Körperfettspeicherung reduziert werden, genau richtig für diejenigen, die sich einen definierten Body wünschen. Aber auch die Chia Samen zählen zu den Zusätzen, die aus einem normalen Proteinshake einen wahren Kracher machen. Der Aufwand ist dabei gering, die Samen werden schließlich einfach dem Shake hinzugefügt. Der Effekt ist jedoch umso größer, denn Chia Samen machen ordentlich satt und verlangsamen die Verdauung.

6 Chia Samen Rezepte

Knusprig paniertes Fischfilet mit Blattspinat

Zutaten für 4 Personen:

4 Fischfilets (Pangasius, Kabeljau oder Seelachs)

1 mittelgroße Zwiebel

3 Zehen Knoblauch

1 Packung Tiefkühlblattspinat

4 Esslöffel Sesam

4 Esslöffel Chia Samen

1/2 Tasse Wasser

Salz, Pfeffer, Zitronensaft, Muskatnuss

Oliven-Öl

Zubereitung:

Die Knoblauchzehen abziehen und die Zwiebel schälen. Beides fein würfeln und im Öl goldgelb anschwitzen. Den noch tief gefrorenen Blattspinat dazugeben und die ½ Tasse Wasser auffüllen. Etwa 10 Minuten köcheln lassen, bis der Blattspinat vollkommen aufgetaut ist. Danach alles kräftig mit Salz, Pfeffer und Muskatnuss würzen.

In der Zwischenzeit die Fischfilets mit Zitronensaft säuern, salzen und pfeffern. Chia Samen und Sesam auf einen tiefen Teller geben und gründlich vermischen. Die Fischfilets in dieser Mischung panieren und in Öl auf jeder Seite etwa 2 bis 3 Minuten goldbraun braten.

Option: Mit Salat servieren.

Bunter Sommersalat mit Chia Samen

Zutaten für 4 Personen:

1 Salatgurke

3 Tomaten

2 Paprikaschoten

1 Esslöffel Balsamico-Essig

1 Esslöffel Olivenöl

3 Esslöffel Chia Samen

Salz, Pfeffer,

Dill, Petersilie, Zitronenmelisse, Schnittlauch nach Geschmack

Zubereitung:

Die Gurke schälen, Paprika putzen und Tomaten gründlich anspülen. Alles in dünne Streifen schneiden und in eine Schüssel geben. Aus dem Balsamico-Essig, dem Olivenöl, Kräutern und Chia Samen ein Dressing anrühren. Dieses kräftig mit Salz und Pfeffer abschmecken und mit den klein geschnittenen Kräutern verfeinern.

Das fertige Dressing unter den Salat rühren und den fertigen Salat sofort genießen.

Feurig scharfe Chia Salsa

Zutaten für 4 Personen:

2 reife Tomaten

1 Esslöffel Chia Samen

1 Teelöffel Cayennepfeffer

Salz, Pfeffer, Chili

1 Teelöffel getrocknete Peperoni

2 Knoblauchzehen

½ Avocado

etwas Wasser

50 Gramm getrocknete Tomaten

Olivenöl

Zubereitung:

Den Chia Samen in das Wasser geben und gut um-
rühren.Nach etwa 10 Minuten den Cayennepfeffer
und die getrockneten Tomaten zu dieser Masse
geben.

Alles noch einmal etwa 15 Minuten quellen lassen. In
der Zwischenzeit die Avocado und die Tomaten in
kleine Stücke schneiden und unter diese gelartig ge-
wordene Masse rühren.

Das Ganze mit Salz, Pfeffer, Chili, getrockneter Pepe-roni und den klein gehackten Knoblauchzehen ab-schmecken und das Olivenöl zugeben. Diese scharfe Salsa passt hervorragend zu Gegrilltem oder anderen Fleischgerichten.

Herzhafter Geflügelsalat mit Chia Samen

Zutaten für 4 Personen:

4 Hähnchenbrüste

8 Esslöffel Chia Samen

1 mittelgroße Zwiebel

1 Paprikaschote

2 Stangen Sellerie

2 Esslöffel Olivenöl

2 Esslöffel Zitronensaft

1 Teelöffel geriebener Ingwer

Salz, Pfeffer nach Geschmack

Zubereitung:

Die Hähnchenbrüste in Salzwasser oder Geflügelbrühe kochen und erkalten lassen. In der Zwischenzeit die Chia Samen in einer Pfanne anrösten.

Den Sellerie und den Paprika in mundgerechte Stücke schneiden und in eine Schüssel geben. Zwiebel abhäuten und fein schneiden und zu dem Gemüse geben. Wenn das Hähnchenfleisch abgekühlt ist, auch dieses in Würfel schneiden und zum Gemüse geben.

Nun den gerösteten Chia Samen untermengen und ein Salatdressing aus dem Zitronensaft, dem Olivenöl zubereiten. Dieses Dressing mit Salz, Pfeffer und dem gemahlenen Ingwer herzhaft abschmecken und unter die anderen Zutaten mischen.

Fruchtiger Aufstrich mit Chia Samen

Zutaten:

500 Gramm frische Früchte der Saison (Erdbeeren, Pflaumen, Pfirsiche, Sauerkirschen)

50 Gramm Honig

50 Gramm Chia Samen

225 ml Wasser

Zubereitung:

Das Obst waschen, bei Bedarf entkernen und in relativ kleine Stücke schneiden. Wasser, Chia Samen und Honig zugeben und in einem Topf zum Kochen bringen.

Bei mittlerer Hitze und unter ständigem Rühren so lange köcheln lassen, bis sich die anfängliche Masse um etwa die Hälfte reduziert hat.

VORSICHT! Chia Samen brennt sehr schnell an, deshalb wirklich ständig rühren. Ist die gewünschte Konsistenz erreicht, sofort in Schraubgläser füllen und diese sorgfältig und fest verschließen.

Apfel-Karotten-Salat mit Chia Samen

Zutaten für 4 Personen:

6 große Karotten

3 leicht säuerliche Äpfel

3 Esslöffel Olivenöl

2 Esslöffel Zitronensaft

Option: 2 Esslöffel Honig

2 Esslöffel Sultaninen (je nach Geschmack)

3 Esslöffel Chia Samen

Zubereitung:

Die Karotten und Äpfel schälen, danach das Kern-gehäuse aus den Äpfeln entfernen. Beides in der Küchenmaschine oder mit einer „Handreibe" in kleine Stifte schneiden und in eine Schüssel geben. Den Chia Samen in einer Pfanne anrösten und abküh-len lassen.

Den abgekühlten Chia Samen und die Sultaninen da-nach unter die Apfel-Karotten-Mischung rühren. Aus dem Zitronensaft, dem Honig und dem Olivenöl ein Dressing zubereiten. Dieses Dressing über den Salat geben, noch einmal gut verrühren und schon kann der Salat serviert werden.

Nachwort – Schlusswort

Chia Samen sind das nährstoffdichteste Getreide, das dem Menschen bekannt ist.

Ob nun für aktive Menschen, die sich auf natürliche Weise die Energie für ihren Sport zunutze machen wollen, für Personen, die unter einer Glutenunverträglichkeit leiden (die Proteine der Chia Samen kommen vollständig ohne Gluten aus), oder für diejenigen, der diesmal ernsthaft eine Diät durchziehen möchten, ohne dabei jedoch Hunger leiden zu müssen; die Einsatzmöglichkeiten von Chia Samen sind enorm vielseitig und machen das Korn daher unverzichtbar für alle, die ein Superfood für sich entdecken möchten, das nicht nur aufgrund eines aktuellen Hypes eine Plattform verdient, sondern das auf eine jahrhundertelange Geschichte und Tradition zurückblicken kann und sich bis heute bewährt hat.

Chia Samen werden mitunter sogar gerne als „Superfood der Zukunft" aufgrund ihres enorm hohen Vitalstoffgehalt bezeichnet. Dies liegt daran, dass moderne Nahrungsmittel meist eine eher ungesunde Lebensweise fördern. Viele künstliche Zusätze, Konservierungsstoffe und andere ungesunde oder zumindest nicht gesundheitsfördernde Beigaben machen viele Mahlzeiten alles andere als hochwertig. Zudem wird immer fetter gegessen, im ungünstigsten Fall gänzlich ohne jegliche frische Zutaten. Selbst bei diesen Gerichten wissen Konsumenten nie wirklich, wie gesund diese eigentlich noch sind. Obst und Gemüse sind längst nicht mehr die selbstverständlichen Vitaminbomben, als die man sie kannte. Züchtungen, die vor allem darauf abzielen, dass die Produkte gut und appetitlich aussehen, in satten Farben erstrahlen und eine stattliche Größe vorzuweisen haben, lassen Bilder aus Hochglanz-Rezeptmagazinen Wirklichkeit werden, sichern jedoch noch lange nicht die Tatsache, dass auch alle gesundheitsfördernden Inhaltsstoffe vorhanden sind. Diese bleiben vielmehr immer öfter auf der Strecke. Trotz voller Teller verhungert der Körper sprichwörtlich. Es wird Nahrung zu sich genommen, ohne jedoch den Körper zu nähren. Wenn zusätzlich eine stressreiche Lebensweise auf die ungesunde Ernährung trifft, leidet der Körper insgesamt.

Chia Samen können diesen Vitalstoffrückgang im Körper wieder ausgleichen und das auch noch auf besonders einfache Weise. Statt ein Menü zubereiten zu müssen, welches einen besonders hohen Eisengehalt oder gesteigerten Proteingehalt u.ä. umfasst, genügt es, allein die Chia Samen dem Essen beizufügen und alle Nährstoffe, die der Körper benötigt, sind bereits abgedeckt.

Wie bereits am Anfang der Ausführungen erwähnt, erfahren Chia Samen aktuell hierzulande einen kleinen

Hype, der dem Trend des 'Clean Eatings' geschuldet ist. Doch was genau versteht man darunter? Es handelt sich hierbei um ein Ernährungskonzept und nicht um eine Diät. Ziel ist es dabei, vorrangig unverarbeitete Nahrungsmittel zu sich zu nehmen. Dies ist nicht zu verwechseln mit einer Rohkost-Diät, bei der nichts gegessen werden darf, was gekocht wurde. Bei Clean Eating bestehen weiterhin sämtliche Zubereitungsmöglichkeiten. Es geht vielmehr darum, künstlich hergestellt Lebensmittel oder Zutaten durch natürliche zu ersetzen. Künstlich wäre in diesem Sinne etwa weißes Mehl oder auch Zucker.

Das Gegenteil davon bilden natürlich in erster Linie Obst und Gemüse. Direkt vom Baum gepflückt oder vom Feld geerntet, sind sie der Inbegriff eines natürlichen Lebensmittels. Auch Vollkorn oder Fisch zählen zu den natürlichen Lebensmitteln. Die Bezeichnung 'clean' trifft also dann nicht mehr auf ein Lebensmittel zu, sobald dieses in seiner Grundform verändert wurde. Es wird davon ausgegangen, dass den Lebensmitteln bei der Be- und Verarbeitung wichtige Nährstoffe entzogen und gleichzeitig ungesunde Zusatzstoffe hinzufügt werden, welche unter Bezeichnungen wie Konservierungsstoffe, Geschmacksverstärker, Farbstoffe u.ä. bekannt sind.

Schon der gesunde Menschenverstand erkennt bereits, dass all diese Dinge einer gesunden Ernährungsweise nicht zuträglich sein können. Die

Clean Eater möchten daher ein Zeichen setzen und haben sich für einen Lifestyle entschieden, der Schluss damit macht, wirklich alles zu essen, womit die Lebensmittelindustrie die Supermarktregale füllt. Jeder kann selbst entscheiden, was er seinem Körper geben möchte.

Die Prinzipien des Clean Eatings sind recht übersichtlich. Die Ernährungsweise setzt auf 5-6 kleinere Mahlzeiten am Tag, statt sich zwei oder dreimal den Bauch ordentlich vollzuschlagen. Durch die bessere Verteilung der Mahlzeiten soll der Stoffwechsel stetig am Laufen gehalten und der Blutzuckerspiegel konstant gehalten werden. Dadurch reduziert sich die Gefahr, dass man zwischendurch auf einmal das dringende Bedürfnis nach Süßem verspürt. Wer 5-6 Mal am Tag isst, sollte also etwa alle 2-3 Stunden etwas zu sich nehmen.

Natürlich geht es hier um gesunde Mahlzeiten, die nach dem Clean Eating Prinzip ausgewählt werden. Ebenfalls wichtig ist es, ausreichend Flüssigkeit zu sich zu nehmen. Das Beste ist hier natürlich Wasser. Etwa 2 Liter sollten es am Tag sein, bei Schwitzen im Sommer oder beim Sport gerne auch mehr. Wem Wasser geschmacklich zu neutral ist, kann etwas Zitronensaft ins Glas geben. Dies ist die gesündere Alternative zu industriell hergestellter Limonade mit all ihrem Zucker.

Was Getränke angeht, sollte auch Alkohol möglichst gemieden werden, da sich hier durchaus auch einiges an Zucker verbirgt.

Wer sich für Clean Eating und die dahinter stehenden Prinzipien entscheidet (die alle im Netz oder in entsprechender Fachliteratur vollständig nachgelesen werden können), der wird schnell merken, wie sich die Sinne schärfen, was die Zutaten der eigenen Lebensmittel angeht. Es wird eine Weile dauern, bis man sich hineingefunden hat, doch wer schließlich weiß, was gut für den Körper ist, der belässt die schlechten Lebensmittel irgendwann von ganz allein im Supermarktregal. Begonnen wird mit der Kontrolle der Zutatenlisten verschiedener Nahrungsmittel im Einzelhandel. Die Überraschung wird groß sein, was sich da teilweise alles finden lässt und was man dementsprechend auch alles seinem Körper zugeführt hat. Viel zu oft wird Nahrung vollkommen unreflektiert konsumiert. Die Quittung bekommen viele dann erst viel später; in Form von Übergewicht, Diabetes oder unreiner Haut. „Du bist, was du isst"; das gilt heute, in der Zeit von Convenient Food einmal mehr wie sonst.

Chia Samen setzen hier einen kleinen Lichtblick und stechen aus der Masse all der ungesunden und industriell hergestellten Nahrungsmittel heraus. Daher sind sie für viele Clean Eater ein fester und nicht mehr wegzudenkender Bestandteil ihrer Ernährung.

Unzählige Foren und Blogs, ob englisch oder deutschsprachig, beweisen diese Gegebenheiten. Food Blogger lieben Chia und geben Empfehlungen oder stellen Rezepte zur Verfügung.

Im Übrigen sind Chia Samen nicht nur für Anhänger der Clean Eating Bewegung eine schöne und überaus gesunde Ergänzung des Speiseplans. Dasselbe gilt auch für alle, die sich für die Paleo-Ernährung entschieden haben. Da bei beiden Ernährungskonzepten viele Lebensmittel gestrichen werden, ist man meist froh und sehr offen gegenüber neuen Empfehlungen, die in der Küche erlaubt sind. Bei der Paleo-Diät wird sich an der vermuteten Ernährung in der Steinzeit orientiert. Auf dem Speiseplan stehen daher vor allem Obst und Gemüse, gute Fette, Nüsse und hochwertiges Eiweiß. Fertigprodukte, Getreide oder Zucker werden dagegen komplett gestrichen.

Wer das erste Mal Chia Samen zubereitet und diese in Wasser einweicht und quellen lässt, der wird unter Umständen von der glibberigen und dicklichen Konsistenz etwas verwundert sein. Das soll man essen können? Und vor allem: Das soll schmecken? In jedem Fall sollte es ausprobiert werden! Denn die geleeartige Konsistenz kommt einem normalen Pudding auch im Geschmack sehr nahe. Dank des fehlenden bzw. kaum wahrnehmbaren Eigengeschmacks von Chia Samen, sind diese auch keineswegs aufdringlich.

Wie viel Chia sollte man eigentlich zu sich nehmen? Im Jahr 2013 wurde der Chia Samen durch die Europäische Behörde für Lebensmittelsicherheit als „neuartige Lebensmittelzutat mit erweiterten Verwendungszwecken genehmigt". Für die tägliche Dosis wurde allerdings eine Beschränkung ausgesprochen. In Produkten wie Backwaren oder Cerealien darf ein Anteil von maximal 5% Chia Samen gegeben sein. Es besteht jedoch die Möglichkeit, dass diese Werte in Zukunft auch nach oben korrigiert werden. Desweiteren spricht die Europäische Behörde für Lebensmittelsicherheit die Empfehlung aus, die Menge an unverarbeitetem Chia pro Tag auf maximal 15 Gramm zu beschränken.

Dass jedoch eine größere Menge sich nicht negativ auswirken kann, zeigen die Empfehlungen des amerikanischen Gesundheitsministeriums. In den USA dürfen 48 Gramm Chia Samen am Tag verzehrt werden.

Was die korrekte Einnahme von Chia Samen betrifft, so sollte beachtet werden, dass die Samen am besten roh zu sich genommen werden. Beim Kochen besteht nämlich die Gefahr, dass wichtige Rohstoffe verloren gehen. Der maximale gesundheitsfördernde Effekt lässt sich also nur durch die Einnahme roher Samen erzielen.

Wer sie nicht nur roh, sondern auch trocken essen

möchte, sollte immer ein Glas Wasser bereithalten. Denn wie bereits mehrfach erwähnt, bindet Chia Flüssigkeit. Die Samen roh zu essen ist also nicht so einfach wie man denken mag.

Empfehlenswerter ist da schon das ebenfalls schon beschriebene Einweichen in Wasser. Die geleeartige Masse, die dadurch entsteht, macht es einfach, Chia Samen in verschiedene Speisen zu integrieren. So erhält man ein vielseitig einsetzbares Nahrungsergänzungsmittel. Der kaum wahrnehmbare Eigengeschmack der Samen ist hervorragend, um aus ihnen einen gesunden und wertvollen Bestandteil verschiedener Mahlzeiten zu machen, ohne dass sie dabei zu aufdringlich im Geschmack wären. Ohne geschmackliche Einbußen, nimmt man fortan eine ganze Bandbreite an Nährstoffen und Vitaminen zu sich und tut seinem Körper so etwas ganz besonders Gutes.

Veganer können Chia Samen hervorragend als Ei-Ersatz in der Küche verwenden. Chia schenkt Festigkeit und ein Maximum an Nährstoffen.

Die einfachste und schnellste Möglichkeit Chia Samen in das tägliche Essen zu integrieren, ist, sie als Topping zu verwenden. So erspart man sich gänzlich eine weitere Zubereitung. Die Samen werden einfach auf Salate, Suppen oder Salate gestreut. Die schenkt den Mahlzeiten auch einen zusätzlichen knackigen Biss. Gibt es bei Chia Samen eigentlich auch Nebenwirkungen? Ein Lebensmittel, das sich über Jahrhunderte bewährt hat und dessen Wirkungsweise mittlerweile durch viele Studien und Untersuchungen belegt wurde, kann eigentlich nichts Schlechtes mit sich bringen. Prinzipiell ist dem auch so. Dennoch sollten einige Punkte beachtet werden, wenn man Chia Samen regelmäßig zu sich nehmen möchte, damit auch wirklich das Beste für den Körper herausgeholt werden kann. Wer beispielsweise blutverdünnende Mittel einnimmt, sollte im Vorfeld mit seinem Arzt besprechen, ob dies dem Verzehr von Chia Samen eventuell im Weg stehen könnte. Dies ergibt sich aus der Tatsache, dass die Samen blutdrucksenkend wirken und als natürlicher Blutverdünner agieren. Wenn Chia Samen nun auf zusätzlich blutverdünnende Medikamente treffen, könnte sich dies gegebenenfalls negativ auswirken und sollte daher vorher mit dem Arzt besprochen werden.

Ein übermäßiger Verzehr von Chia Samen kann zudem unter Umständen zu allergischen Reaktionen führen. Dazu gehören etwa tränende Augen oder Hautausschläge. Diese Reaktionen auf die Körner sind jedoch nur sehr selten festzustellen. Wer dessen ungeachtet negative gesundheitliche Veränderungen feststellt, sollte den Verzehr einstellen und sich an einen Arzt wenden.

Nebenwirkungen jeglicher Art ergeben sich jedoch erfahrungsgemäß, wenn überhaupt dann nur, wenn

Chia Samen in großen Mengen verzehrt werden. So dürfte es jedoch bei jedem anderen Lebensmittel ebenfalls sein.

Durch die darmreinigende Wirkung von Chia kann es zudem unter Umständen zu Blähungen kommen. Dies zeigt jedoch nur, dass sich in diesem Moment sprichwörtlich etwas im Darmtrakt tut und dieser von Ablagerungen befreit wird.

Trotz dieser möglichen Nebenwirkungen, die überaus selten und auch nur bei einer falschen Dosierung eintreten, sollten die gesundheitlichen Vorteile stets im Fokus bleiben. Kaum ein anderes Nahrungsmittel bietet so viele Nährstoffe auf einmal und kann dabei so vielseitig verarbeitet werden.

Um die lange Liste an gesundheitlichen Vorzügen der Chia Samen abzurunden, sollte an dieser Stelle nicht unerwähnt bleiben, dass die Samen durchaus ein kleines Anti-Aging-Mittel darstellen. Sie verfügen auch über einen überaus hohen Anteil an Antioxidantien.

Es handelt sich hierbei um antioxidativ wirkende, sekundäre Pflanzenstoffe, welche die Zellen immuner gegen Schädigungen frühzeitige Hautalterung machen. Auch Umwelteinflüsse können den Zellen dank der Antioxidantien weniger anhaben. Insgesamt wirken Chia Samen also nicht nur gesundheitsfördernder, sondern gelten auch noch als Beauty-Booster.

Zu beziehen ist Chia bzw. die Produktauswahl mit Chia Samen in Deutschland über Reformhäuser. Eine besonders große Vielfalt an Produkten lässt sich jedoch vor allem in Onlineshops finden. Wer online Chia Samen bestellt, kann sogleich die Gelegenheit nutzen, um nach leckeren und gesunden Rezepten Ausschau zu halten, denn auch diese lassen sich auf vielzähligen Fitness- und Ernährungsportalen vermehrt finden.

Wer sich nach einiger Lektüre über Chia Samen und deren Wirkung dazu entschlossen hat, sich selbst einmal dieses natürliche Superfood zuzulegen, der sollte einige Punkte bei der Auswahl beachten. Insbesondere in Online Shops sollte man genauer hinsehen, damit die Qualität hinterher stimmt. Chia Samen stammen zumeist aus dem Ausland, auch wenn sie in Deutschland angeboten werden: Somit sind die Samen in der Regel nicht deutsche Qualitätskontrollen durchlaufen, bevor sie im Online Shop landeten. Daher ist es ratsam, bei der Auswahl der Samen darauf zu achten, dass sie das Bio-Siegel tragen. Tun sie dies nicht, besteht die Möglichkeit, dass die Samen während ihrer Aufzucht mit Pestiziden oder anderen Gefahrenstoffen in Kontakt kamen. Dies tut dem Körper alles andere als gut. Ist der Käufer wirklich an der gesundheitsfördernden Wirkung von Chia interessiert, so sollte die Kontrolle in vollem Maße geschehen, damit chemische Substanzen ausgeschlossen werden können.

Wer in seiner Stadt einen Bio-Laden oder ein Reformhaus vor Ort hat, der sollte auch dieses einmal besuchen, um sich über das Angebot zu informieren. Gut ist es auch immer, einen Preisvergleich mit den Produkten aus dem stationären Handel und denen aus Online Shops durchzuführen. So lässt sich mitunter einiges sparen, ohne dass auf die nötige Qualität verzichtet werden muss. Die Preise sind mitunter stark schwankend. Durchschnittlich liegen hochwertige Chia Samen bei etwa 3 oder 4 Euro für 100 Gramm. Von dem Preis sollte man sich nicht abschrecken lassen, denn hochwertige Samen sind die Kosten auf jeden Fall wert, schließlich lässt sich die Gesundheit seines Körpers mit keinem Geld der Welt aufwiegen, oder?

Neben den Samen an sich, lässt sich auch sogenanntes Chia Öl finden. Auch dieses wird aus der mexikanischen Salbeipflanze gewonnen und punktet mit vielen wertvollen Inhaltsstoffen. Die Chia Pflanze Salvia hispanica besteht zu etwa 40% aus Öl. In seinem natürlichen Zustand ist Chia Öl farblos und hat einen kaum wahrnehmbaren nussigen Geruch. Gewonnen wird es entweder durch Pressung oder durch Zuhilfenahme von Kohlenstoffdioxid. Genauso wie die Samen ist es reich an Omega-3-Fettsäuren,

Vitamin A, Mineralien wie Kalium, Zink, Kalzium oder Magnesium, dazu noch Vitamin B1, B2 und B3 sowie Antioxidantien.

Chia Öl kann täglich verzehrt werden. Empfohlen wird hier alltäglich ein Esslöffel des Öls. Damit es nicht pur zu sich genommen werden muss, lässt es sich alternativ auch in die Speisenzubereitung integrieren, zum Beispiel beim Braten. Im Gegensatz zu den Chia Samen sollte bei dem Chia Öl jedoch beachtet werden, dass hier keine allzu lange Haltbarkeit gegeben ist. Eine geöffnete Flasche Chia Öl sollte nicht länger als ein halbes Jahr aufbewahrt werden, da sich sonst Geschmack und Geruch verändern können.

Welche Chia Produkte lassen sich sonst noch im Handel finden? Angeboten wird beispielsweise Bio Chia Müsli mit Hafer, das von speziell ausgebildeten Farmern in Mexiko und Südamerika angebaut wird. Herbizide, Pestizide oder Fungizide kommen hierbei nicht zum Einsatz, sodass eine herausragende Qualität gewährleistet wird.

Den größten Teil des Chia Angebots machen jedoch die Samen selbst aus, die in Gläsern, Dosen oder Tüten zu finden sind.

Als Ergänzung zu allen oben erwähnten gesundheitlichen Wirkungsweisen soll nicht unerwähnt bleiben, dass sich Chia Samen auch bei Depressionen sehr wirksam zeigen können. Wie bei anderen mentalen Störungen auch, fehlen bei einer Depression bestimmte Substanzen im Blut. Häufig wurde ein Mangel an Omega-3-Fettsäuren, insbesondere EPA und DHA, festgestellt. Dies führt zu Funktionsstörungen im Gehirnstoffwechsel. Es ist also empfehlenswert, dem Körper Omega-3-Fettsäuren von außen zuzuführen. Am besten und wirkungsvollsten geht dies mit Chia Samen, die einen hohen Anteil dieser Substanz vorweisen. Die Samen ersetzen keine Therapie, können jedoch eine wirkungsvolle Unterstützung sein, wenn es darum geht, das Leben des Betroffenen wieder aktiver und positiver zu gestalten. Auch bei Depressionen nach einer Schwangerschaft haben sich Chia Samen bereits bewährt und sorgen dafür, dass die Mutter nicht in eine gedrückte, passive Stimmung abrutscht.

Als letzter Punkt der Ausführungen soll an dieser Stelle noch angesprochen werden, wie wertvoll Chia Samen insbesondere auch für Kinder und Jugendliche sind. Gerade junge Menschen, deren Körper sich noch im Wachstum und in der Entwicklung befinden, sind abhängig von gesunden Lebensmitteln, die das Wachstum fördern und sich sprichwörtlich als Entwicklungshelfer präsentieren. Wenn Kinder und Jugendliche schon früh mit nährstoffreichen Lebensmitteln versorgt werden, wird sie das ihr Leben lang prägen.

Viele Kinder leiden darunter, nicht zur Ruhe zu

kommen. Nicht jedes Kind, das oft unruhig ist, muss dabei gleich hyperaktiv sein, doch wenn ein aggressives Verhalten und eine große Zerstreutheit hinzukommen, wird nicht selten eine Aufmerksamkeits- und Hyperaktivitäts-Störung (ADHS) festgestellt.

Auch hier können Chia Samen unter Umständen helfen. Bereits in den 80er Jahren gab es Studien mit hyperaktiven Kindern und Erwachsenen. Festgestellt wurde, dass jeweils ALA, DHA und EPA in sehr geringen Mengen im Blut vorhanden waren. Es besteht die Möglichkeit, dass bei ADHS die Verwertung von Omega-3-Fettsäuren erhöht ist. Dies ließe die Krankheit auf einen nicht optimal funktionierenden Stoffwechsel zurückführen. Es gibt jedoch Studien, die aufzeigen, dass sich die Symptome bessern lassen, wenn der Betroffene über die Nahrung vermehrt ungesättigte Fettsäuren zu sich nimmt.

Jedoch ist ADHS eine Krankheit, die sich sehr vielschichtig zeigen kann. Oft werden hier auch vorschnelle Urteile und Diagnosen gezogen. Nicht jede Verhaltensauffälligkeit muss ein Zeichen für ADHS sein. Bewiesen ist jedoch, dass sich Omega-3-Fettsäuren überaus positiv auf die Gehirnfunktion auswirken. Das bedeutet, wer ein Kind hat, das unter Konzentrationsproblemen leidet, kann ihm Chia Samen geben, um ihm dabei zu helfen, sich wieder besser fokussieren zu können. Das Kind kann so wieder ruhiger werden und lernen, sich auf eine Sache zu konzentrieren, ohne sich unentwegt ablenken zu lassen. Chia Samen können hier ebenso unterstützend wirken, bilden jedoch keine Therapie von ADHS oder können diese komplexe Krankheit gar gänzlich heilen. Die positive Wirkung der Körner spricht jedoch für sich, eine Ergänzung des Speiseplans der Kinder wenigstens in Betracht zu ziehen.

Ich wünsche Ihnen alles Gute und viel Gesundheit...

Ihr
Michael Iatroudakis

Quelleangaben

http://www.eat-clean.de/chia-samen/

http://www.projekt-gesund-leben.de/2014/01/chia-samen-und-leinsamen-im-vergleich/

http://de.wikipedia.org/wiki/Mexikanische_Chia

http://www.biosamara.ch/shop/products-page/chia-samen/chia-samen/

http://www.zentrum-der-gesundheit.de/chia-samen.html

http://www.tinker-mooshof.de/gesundheitstipp/chia---der-samen-der-azteken-und-indianer/index.php

http://brunnen.eichenhain.com/?p=1274

http://www.roth-pharma.at/frames/chia.htm

http://www.gesund24.at/gesund/Wundersamen-der-Azteken-Chia/152798319

http://superfood-gesund.de/chia-samen/

http://www.focus.de/gesundheit/ernaehrung/gesun

dessen/cholesterin/zwei-geschwister_aid_8408.html

http://www.peak.ag/blog/chia-der-mysteriose-samen-der-maya-teil-2

http://eatsmarter.de/ernaehrung/news/chia-samen

http://www.biothemen.de/Heilpflanzen/steckbrief/chia.html

http://www.wildkrautgarten.de/2013/03/11/chia-samen/

http://jumk.de/bmi/vitamintabelle.php

https://www.aerztekammer-bw.de/20buerger/30patientenratgeber/g_m/kalzium.html

http://www.kohlenhydrate-tabellen.com/superfood-chia-samen-schoen-schlank-gesund/

http://www.peak.ag/blog/chia-der-mysteriose-samen-der-maya

http://www.fid-gesundheitswissen.de/ernaehrung/ballaststoffe/

http://ernaehrung.gesunderwelt.de/ballaststoffe.html

http://www.aesthetics-blog.com/chia-samen/

http://berlinerbrot.blogspot.de/2014/06/quickie-chiasamen-fruhstuckspudding.html

http://www.chia-samen.info/

http://www.pures-geniessen.com/info-intoleranz-unvertraeglichkeit/glutenunvertraeglichkeit-zoeliakie/ubersicht-der-bindemittel-fur-glutenfreies-backen.html

http://www.optimale-aminosaeuren.de/

http://www.gesundheitswerkstatt.de/omega.3.fettsae uren.gegen.entzuendungen.html

http://www.omega3-omega3.org/2011/05/omega-3-schutzt-ihr-herz.html

http://www.scinexx.de/wissen-aktuell-2535-2005-03-15.html

http://superfood-gesund.de/chia-samen-zum-steuern-von-diabetes/

http://www.chia-samen.info/einnahme-dosierung-anwendung.html

http://www.chia-samen.info/chiaoel.html

http://www.chia-samen.info/kaufen.html

http://www.chia-samen.info/pflanze.html

http://www.digital-food.de/was-ist-clean-eating/

http://www.naturinstitut.info/omega-3-fettsaeuren.html

Über den Autor

Lizenzierter Fitnesstrainer und -Lehrer, zertifizierter MovNat-Trainer, Ausbildung zum Heilpraktiker, Ernährungsberater. Befasst sich seit über 15 Jahren mit alternativen Heilmethoden und Energiearbeit.

Bereits erschienen (Bücher / eBooks):

Die Matrix-Diät:„Abnehmen m. Körper, Geist & Seele"

Der Smoothie-Guide:…ein unterhaltsamer Ratgeber

Xylit:„Das süße Wundermittel"

Der Paleo-Lifestyle: Steinzeitfitness im 21. Jahrhundert

Der Matcha Tee: Das grüne Wunder aus Japan

Das Kokosöl: Das Geheimnis äußerer Schönheit, stabiler Gesundheit und grenzenloser Energie

Die Steinzeit-Diät: In 28 Tagen zum Wohlfühlgewicht

Die Smoothie-Diät: Gesund und lecker abnehmen mit selbstgemachten Smoothies

Kolloidales Silber: Das natürliche Antibiotikum für Mensch, Tier und Pflanze

Moringa Baum: Mehr Gesundheit, mehr Energie und jünger aussehen mit dem Wunderbaum

Die Zistrose: Das Wunderkind unter den Heilpflanzen

Omega 3: Die wiederentdeckte Fettsäure gegen Herz-Kreislauferkrankungen...

4 SuperFoods: Matcha-Tee, Kokosöl, Moringa-Baum, Zistrose (Sammelband 1)

Vitamin D: Das Superhormon gegen Herz-Kreislauferkrankungen, Krebs, Depressionen, Grippe und mehr...

Projekt Diät: Artgerecht zum Wohlfühlgewicht / Sammeband

Wasser: Das Lebenselixier für Gesundheit, Vitalität und Wohlbefinden

Vitamin K: Das vergessene Vitamin

Der Vitamin D & K Faktor: Der Rundumschutz für chronische Erkrankungen

4 Super-Foods: Vitamin D, Wasser, Gerstengrassaft, Omega 3 (Sammelband 2)

Die Steinzeiternährung / Paleo 30: Das 30 Tage Programm für Anfänger

Krafttraining: Kraft ist die bessere Medizin / Krafttraining für Anfänger

Die Löffel-Liste: Dinge die Sie tun sollten bevor Sie ablöffeln

Therapie Sport: Die unterschätzte Heilkraft der Bewegung

Smoothie Guide Kompakt: Wie Eltern es schaffen, dass ihre Kinder Obst und Gemüse essen

Intermittierendes Fasten: Mehr Energie, mehr Gesundheit durch Kurzeit-Fasten

Der Detox-Plan: Gesundheit, Lebensenergie und jünger aussehen durch natürliche Entgiftung

Super Detox: Mehr Lebensenergie durch Fasten und Entgiftung (Sammelband)

Zucker: Die (süße) tödliche Verführung [Fettleibigkeit, ADHS, Herz-Kreislauferkrankungen...

Kokoswasser: Das Natürliche Elixier des Lebens (Anti-Aging, Entgiftung, Sport, Kokosnuss...

Die Kokosnuss: Die Wunderfrucht aus den Tropen (Sammleband)

10 Superfoods: Powerfoods für mehr Gesundheit, mehr Lebensenergie und natürliches Anti-Aging

Kakao: Die wundersame Heilkraft der Kakaobohne

Kokosöl: Das Wunder-Öl in der täglichen Praxis ...über 17 Anwendungsmöglichkeiten

10 Superfoods 2: Powerfoods für mehr Gesundheit, mehr Lebensenergie und natürliches Anti-Aging

10 Superfoods 3: Powerfoods für mehr Gesundheit, mehr Lebensenergie und natürliches Anti-Aging

Weitere Neuerscheinungen siehe unter:

www.my-kindle-ebooks.de

Homepage:

www.smoothie-guide.de

www.der-paleo-lifestyle.de

Ich gebe Ihnen eine Garantie

Mir ist es sehr wichtig, dass Sie aus diesem Buch den größtmöglichen Nutzen ziehen. Sollten Sie dennoch enttäuscht sein und Sie keinerlei Nutzen verzeichnen könnten, dann schreiben Sie mir eine E-Mail und ich erstatte Ihnen ohne Wenn und Aber den Kaufpreis zurück.

In dieser Hinsicht vertraue ich Ihnen als ehrlichem Menschen.

Bitte um ein Feedback

Eine persönliche Bitte:

- Sollte irgendetwas in diesem Buch nicht stimmen.

- Sollte eine Behauptung nicht richtig sein.

- Haben Sie einen Abschnitt/oder ein Kapitel nicht verstanden?

- Haben Sie sich über einen Satz/einen Abschnitt aufgeregt?

- Habe ich irgendwo undeutliche Formulierungen benutzt?

Und ergänzend alles andere…

Dann nehmen Sie mit mir Kontakt auf:

info@my-kindle-ebooks.de

Dieser Weg ist mir lieber, als wenn der Leser dieses Buch mit negativen Gefühlen beschließt.

Berichten Sie mir Ihre persönlichen Erfahrungen mit Chia Samen, ich würde mich über Ihr Feedback freuen…

Rechtliches

Der Autor übernimmt keine juristische Verantwortung und keinerlei Haftung für Schäden, die aus der Benutzung dieses E-Books / Buch entstehen. Außerdem ist der Autor nicht verpflichtet, Folge- oder mittelbare Schäden zu ersetzen. Gewerbliche Kennzeichen- und Schutzrechte bleiben von diesem Titel unberührt.

Das Werk ist einschließlich aller Teile urheberrechtlich geschützt. Das vorliegende Werk dient nur dem privaten Gebrauch. Alle Rechte, auch die der Übersetzung, des Nachdrucks und der Vervielfältigung dieses Titels oder von Teilen daraus, verbleiben beim Autor.

Ohne die schriftliche Einwilligung des Autors darf kein Teil dieses Dokumentes in irgendeiner Form oder auf irgendeine elektronische oder mechanische Weise für irgendeinen Zweck vervielfältigt werden.

Haftungsausschluss/Disclaimer

Der Besuch unserer Seiten kann nicht den Arzt ersetzen. Suchen Sie bei unklaren oder heftigen Beschwerden unbedingt einen Arzt auf! Die Informationen auf unseren Seiten sind vom Autor und Verlag sorgfältig recherchiert und zusammengestellt worden.

Dennoch kann keine Garantie übernommen werden. Die hier dargestellten Informationen dienen nicht Diagnosezwecken oder als Therapieempfehlung. Eine Haftung des Autors und Verlages für Personen-, Sach- und Vermögensschäden durch die Gesundheitstipps und Rezepte auf unseren Seiten wird ausgeschlossen.

Herausgeber:

Michael Iatroudakis
Drewitzer Str. 1
14478 Potsdam
Tel.: Auf Anfrage
Email: info@my-kindle-ebooks.de